S. A. ALLAZOV
I. S. ALLAZOV

NEOPLASIAS CÍSTICAS DOS ÓRGÃOS ESCROTAIS

S. A. ALLAZOV
I. S. ALLAZOV

NEOPLASIAS CÍSTICAS DOS ÓRGÃOS ESCROTAIS

Classificação, cirurgia simultânea ao longo da linha Wesling Uma monografia

ScienciaScripts

Imprint
Any brand names and product names mentioned in this book are subject to trademark, brand or patent protection and are trademarks or registered trademarks of their respective holders. The use of brand names, product names, common names, trade names, product descriptions etc. even without a particular marking in this work is in no way to be construed to mean that such names may be regarded as unrestricted in respect of trademark and brand protection legislation and could thus be used by anyone.

Cover image: www.ingimage.com

This book is a translation from the original published under ISBN 978-620-8-22390-8.

Publisher:
Sciencia Scripts
is a trademark of
Dodo Books Indian Ocean Ltd. and OmniScriptum S.R.L publishing group

120 High Road, East Finchley, London, N2 9ED, United Kingdom
Str. Armeneasca 28/1, office 1, Chisinau MD-2012, Republic of Moldova, Europe
Managing Directors: Ieva Konstantinova, Victoria Ursu
info@omniscriptum.com

Printed at: see last page
ISBN: 978-620-8-35286-8

MINISTÉRIO DA SAÚDE DA REPÚBLICA DO UZBEQUISTÃO
UNIVERSIDADE MÉDICA ESTATAL DE SAMARKAND

ALLAZOV S.A., ALLAZOV I.S.

NEOPLASIAS CÍSTICAS DOS ÓRGÃOS ESCROTAIS (CLASSIFICAÇÃO, CIRURGIA SIMULTÂNEA AO LONGO DA LINHA DE WESLING)

MONOGRAFIA

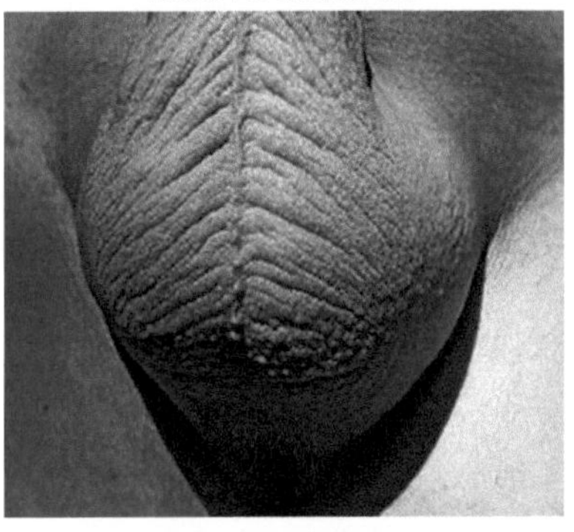

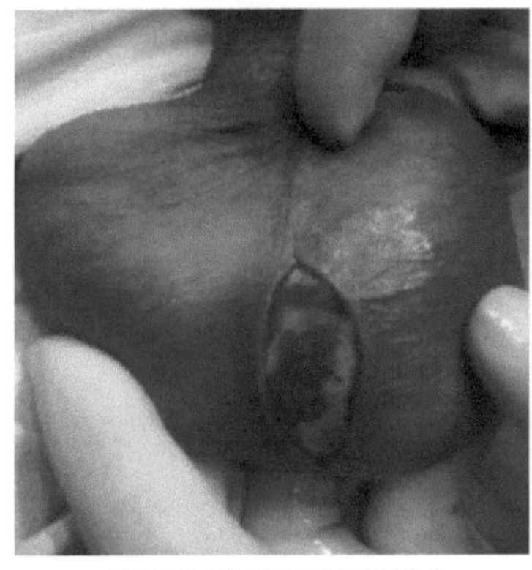

SAMARKAND 2024

ALLAZOV S.A., ALLAZOV I.S. NEOPLASIAS QUÍSTICAS DOS ÓRGÃOS ESCROTAIS (CLASSIFICAÇÃO, CIRURGIA SIMULTÂNEA) NA LINHA WESLING)

REVISORES:

SHERBEKOV U.A. CHEFE DO DEPARTAMENTO DE CIRURGIA GERAL DO SAMSMU, DOUTOR EM CIÊNCIAS MÉDICAS, PROFESSOR ASSOCIADO.

KOBILOV E.E. CHEFE DO DEPARTAMENTO DE ECOLOGIA E SEGURANÇA DA VIDA DA SAMSU EM HOMENAGEM A SHAROF RASHIDOV, DR.M.SC., PROF.

PARA UROLOGISTAS, ANDROLOGISTAS, ONCOUROLOGISTAS, MÉDICOS DE ESPECIALIDADES AFINS, RESIDENTES CLÍNICOS E RESIDENTES DE MESTRADO.

ÍNDICE DE CONTEÚDOS

RESUMO

A monografia é dedicada ao problema da utilização de uma incisão mediana ao longo da linha de Wessling para a realização simultânea de intervenções cirúrgicas simultâneas nos órgãos de ambas as metades do escroto (quisto do apêndice testicular, hidrocele testicular, quisto testicular e hidrocele, operações em ambos os testículos durante a orquiectomia por cancro da próstata, etc.). Os resultados das operações simultâneas dos órgãos escrotais ao longo da linha de Wessling apresentam vantagens estéticas, comodidade de acesso operatório, eficácia em termos de custos e redução da duração da própria operação.

INTRODUÇÃO

Relevância. As doenças comuns dos órgãos escrotais são malformações (separação da linha média dos sacos, aplasia, hipoplasia e ectopia dos testículos, criptorquidia), torção testicular, traumatismo, doenças inflamatórias (epididimite, orquite, tuberculose do apêndice e do testículo, orquite por brucelose), hidrocele testicular, hematocele, funiculocele, espermatocele, varicocele, tumores do testículo e do seu apêndice.(Batirov B.A.,Nas operações para as condições acima mencionadas, se unilaterais, as incisões na pele escrotal são geralmente efectuadas no lado correspondente da doença ou lesão. Ao mesmo tempo, surgem dificuldades e dificuldades nos casos de processos bilaterais que requerem intervenção cirúrgica em ambas as metades do escroto. O problema da intervenção cirúrgica bilateral em ambos os testículos saudáveis (orquectomia, pulpectomia) no cancro da próstata é de particular importância. (Vozianov S.O., Ishmuradov B.T. 2023). Ainda assim, muitos fazem incisões em ambos os lados do escroto, o que, de uma forma ou de outra, é traumático e não cosmético. Nesta questão, é necessário ter em conta a presença da sutura escrotal média (linha de Wesling), que é, na realidade, uma extensão da linha branca do abdómen no escroto. Uma incisão ao longo desta linha é considerada adequada para aceder a ambas as metades do escroto e aos seus órgãos, a chamada operação simultânea para várias doenças. (Allazav I.S. 2024). É de notar que a introdução diária de operações simultâneas (CO) na prática cirúrgica, incluindo urológica, tornar-se-á, em primeiro lugar, um dos mais importantes sucessos da medicina; em segundo lugar, um estímulo para o desenvolvimento dos cuidados de saúde; em terceiro lugar, facilitará o tratamento de pacientes com várias doenças de perfil cirúrgico e urológico. Mas apesar de uma necessidade tão elevada de CRM de acordo com esta Organização Mundial de Saúde [OMS] 25-30% (1995) dos que procuram cuidados cirúrgicos; em 2,8-63%), estes últimos são realizados apenas em 1,5-6,0% dos casos (Lebedeva E.A., 2010; Baigazakov A. T., 2015 ; Temurbulatov V.M. et al., 2016; Murodov A.I., 2017). Antes da década de 1980-1990. A maioria dos especialistas não aceitava a CRM, o que está relacionado com a predominância de intervenções abertas sob anestesia e equipamento cirúrgico menos perfeitos. A intervenção "numa sessão cirúrgica" de duas tecnologias cirúrgicas era geralmente acompanhada de um aumento do acesso traumático e do risco de complicações anestésicas, especialmente em casos de anestesia prolongada. Os métodos modernos de tratamento laparoscópico minimamente invasivo de alta precisão contribuíram para a redução do acesso traumático, da perda de sangue e da eliminação da infeção. Ao mesmo tempo, muitos consideram inadequada a realização de CRM laparoscópica em pacientes cujo estado objetivo corresponde a ASA-II ou ASA-III devido ao aumento de pessoas idosas pertencentes a esta categoria (Lyulko A.A. et al., 2015; Serdyukova M.A.

et al., 2017; Gaar E.V., 2017; Gillen S. et al., 2010; Silverstein A. et al., 2016). Ao mesmo tempo, a deterioração das funções dos órgãos agrava o stress cirúrgico e os doentes idosos após intervenções cirúrgicas tornam-se mais suscetíveis a doenças perioperatórias (Temurbulatov V.M. et al., 2016; Gerbali O.Y., 2019). Os factores que limitam a utilização da CRM também incluem os seguintes pontos: a. a necessidade de manutenção prolongada do carboxiperitoneu durante as cirurgias laparoscópicas; b. aumento da duração da intervenção cirúrgica. Estes factores causais contribuem para o aumento do desenvolvimento de tromboflebite das veias dos membros inferiores, hipoventilação dos pulmões devido ao mecanismo não fisiológico da respiração, complicações tromboembólicas devido à diminuição da velocidade do fluxo sanguíneo, perturbações dos mecanismos de regulação do ritmo cardíaco, etc. (Bunatyan A.A., Mizikov V.M., 2011; Medvdev V.L., 2015; Kotelnikova L.P., 2015, Kogan M.I. et al., 2021) Mas em qualquer caso, neste momento, de acordo com a maioria dos autores, os CRMs têm uma grande perspetiva (PushkarD.Y., 2010; Semyonov V.V., Kurigin Al.A., 2014; Bunatyan D.A., 2016; Satkaeva A.J., 2016; Gerbeli O.Y., 2019). As vantagens do CRM em comparação com o MO são: 1. Eliminação segura de um estado de doença no processo de apenas uma intervenção; 2. Redução do tempo de tratamento 3. Exclusão da probabilidade de exacerbação da doença concomitante no futuro; 4. Redução da necessidade de cirurgia repetida com o próximo exame pré-operatório;5.carga anestesiológica, experiência emocional do paciente, etc. No tratamento cirúrgico de várias doenças combinadas da cavidade abdominal, espaço retroperitoneal e cavidade pélvica (intervenções simultâneas para colelitíase e cistos renais, hérnia inguinal e varicocele no lado esquerdo, hérnia inguinal e criptorquidismo congénito prostatectomia radical posterior simultânea e plastia de hérnia inguinal) foram obtidos resultados encorajadores, embora S. V. Papova e co-autores (2022), a percentagem de CO de todas as intervenções foi de 8, 39 %, e a percentagem de MO - 8, 39 %.V. Papova et al. (2022), a percentagem de CO de todas as intervenções foi de 8, 39 %, e a percentagem de MO foi de 91, 61 %. Ao mesmo tempo, há poucas publicações dedicadas a intervenções simultâneas e desenvolvimento insuficiente do problema de CRM em geral, a necessidade de mais pesquisas é confirmada (PushkarD.Yu., 2010; Semyonov V.V., Kurigin Al.A., 2014, 2017; Satkaeva A.J., 2016; Muradov A.I., 2017; Gerbeli O.Y., 2019).

CAPÍTULO I

ACESSOS CIRÚRGICOS PARA OPERAÇÕES ESCROTAIS
(revisão da literatura)

Como é sabido, as doenças frequentes dos órgãos genitais externos nos homens são malformações (separação da linha média dos sacos, subdesenvolvimento, aplasia, hipoplasia e ectopia dos testículos, criptorquidia) (Kogan M.I.,2021), torção testicular (Kalinina S.N., et al.,2019), lesões (Nazarov T.H., et al, 2020), doenças inflamatórias (Voronik G.M., 2008; Bashembiev H.M., et al., 2010; Prokhorov A.V., 2015, 2016) (epididimite, orquite, tuberculose do apêndice e testículo, orquite por brucelose), hidrocele testicular, hematocele, funiculocele, espermatocele, varicocele (Kapto A.A., 2016; Broz M.P. etal., 2013; Iacona F. etal., 2014; Rogue M. etal., 2018), tumores do testículo e seu apêndice. Nas operações para as condições acima referidas, se unilaterais, as incisões cutâneas escrotais são geralmente efectuadas no lado correspondente da doença ou lesão. Embora se deva optar pelo melhor acesso possível quando a patologia é unilateral. Ao mesmo tempo, surgem dificuldades e dificuldades nos casos de processo bilateral, que requerem intervenção cirúrgica em ambas as metades do escroto (Allazov S.A., Allazov I.S., 2023). As intervenções cirúrgicas bilaterais em ambos os testículos (orquestração, pulpectomia) no cancro da próstata também são problemáticas. (Vozianov S.O., Ishmuradov B.T., 2023). Até à data, muitos ainda fazem incisões em ambas as superfícies laterais do escroto, o que é de certa forma traumático e não cosmético.

Neste caso, devemos utilizar a sutura da linha média do escroto (linha de Wesling), que é na realidade uma extensão da linha branca do abdómen para o escroto (Leshenko I.G. et al., 2011; Allazov S.A. et al., 2015, 2019).

Considera-se razoável fazer uma incisão ao longo desta linha para aceder a ambas as metades do escroto e aos seus órgãos, a chamada operação simultânea em caso de várias doenças através de uma única incisão e sob uma e menor napposis (S.A. Allazov. et al., 2018).Muitas vezes, na prática clínica, há casos de patologias combinadas dos órgãos de ambas as metades do escroto, em relação às quais existem indicações para a realização de operações simultâneas. As operações simultâneas são realizadas em diferentes órgãos através de um único acesso. Ao contrário das operações simultâneas de vários órgãos, as operações de vários órgãos são efectuadas em diferentes órgãos ao mesmo tempo, alternadamente, através de acessos diferentes, aqui, para operações diferentes, são efectuadas através de um único acesso para realizar operações simultâneas em órgãos de ambas as metades do escroto, o mais conveniente é uma incisão ao longo da linha média do escroto (rafe escrotal), que tem o nome do cientista que a descreveu pela primeira vez - linha de Wesling Estudo das possibilidades de tratamento cirúrgico de doenças dos órgãos de uma ou de ambas as metades do escroto através do acesso transmoshonojejunal ao longo da linha de Wesling. O problema é particularmente grave no que diz respeito a operações simultâneas em ambos os testículos aparentemente saudáveis (pulpectomia bilateral para cancro da próstata) (Keshishev N.G., et al. 2010). A pulpectomia bilateral ou orquiectomia continua a ser muito utilizada no tratamento copulmonar do cancro. Esta doença é um problema complexo da medicina moderna, sendo a patologia mais frequente entre os tumores do sistema urogenital (Chissov V.I. et al. 2009; 2013; Matveev B.P. 2011). O crescimento da morbilidade do cancro da próstata atinge 3% por ano. Muitos homens idosos têm comorbilidades que impedem a cirurgia radical. A radioterapia ou a sua combinação com a terapia hormonal são métodos alternativos. Entre todos os tumores dependentes de hormonas, o RPZ é o mais sensível aos efeitos hormonais (Glbochko P.V. et al., 2014). Há cerca de 70 anos, foi estabelecido que a testosterona é a principal hormona que regula a atividade mitótica das células PG. Pela primeira vez, a dependência das células tumorais PG no nível de testosterona no soro sanguíneo No seu estudo de Huggins etal. em 1941, ele mostrou que o crescimento e desenvolvimento de células PG normais e malignas depende da concentração sérica de testosterona. Ele provou que o crescimento e o desenvolvimento das células PG normais e malignas dependem da concentração sérica de testosterona e demonstrou a eficácia da castração cirúrgica e da terapia com estrogénio na progressão da FPR metastática. Após os seus estudos seminais, a terapêutica hormonal (TH) tornou-se a base do tratamento para doentes com FPR avançado (M1), bem como para doentes com envolvimento linfonodal regional (N+), devido às peculiaridades da evolução clínica de 60 a 80% dos doentes com FPR. O crescimento, a proliferação e o desenvolvimento das células PJ dependem em grande medida dos androgénios. A testosterona não é diretamente a causa da ocorrência de DA, mas desempenha um papel essencial na regulação do mecanismo de crescimento e desenvolvimento das células tumorais. A essência das medidas terapêuticas consiste em reduzir ao máximo a concentração de testosterona endógena - o chamado bloqueio de androgénios. Inibição ou redução da concentração do recetor citoplasmático de androgénios. A orquidectomia é um método eficaz para reduzir o principal androgénio biologicamente ativo, a testosterona, no sangue, mas não tem qualquer efeito na produção de androgénios supra-renais. A castração cirúrgica continua a ser considerada o "padrão de ouro" da terapia antiandrogénica (Allazov S.A., 2021).

A remoção dos testículos, que são a principal fonte de androgénios, leva a uma diminuição significativa dos níveis de testosterona e provoca um estado hipogonadal, embora permaneça um pequeno nível de testosterona (nível de castração). A orquiectomia bilateral é um procedimento cirúrgico de fácil execução, que é efectuado e Leshenko I.G. et al, (Medvedov 2015., Allazov S.A. et al, 2019; Allazov S.A., Gafarov,2021 sob anestesia local e praticamente não tem complicações. É uma forma rápida (menos de 12 horas) de atingir níveis de testosterona de castração. A principal desvantagem do método é o efeito psicológico negativo. A irreversibilidade da castração cirúrgica constitui um obstáculo à terapêutica intermitente. Embora a terapia antiandrogénica seja paliativa na sua eficácia, pode parar o crescimento das células cancerígenas, alterar o potencial biológico do tumor, parar os processos de metástases posteriores, "reduzir" a fase do processo tumoral. De acordo com N.L. Lopatkin (2007), uma parte dos doentes que procuram ajuda médica para complicações urológicas já tem um diagnóstico comprovado de cancro e pode ter recebido qualquer tipo de tratamento. Para obter resultados óptimos, mesmo que temporários, é necessário individualizar ao máximo o tratamento, tendo em conta a patologia concomitante (aterosclerose, doença coronária, hipertensão, diabetes mellitus, etc.). A problemática dos cuidados paliativos em oncourologia exige uma abordagem multifacetada. O termo "paliativo" vem do latim "pallium", que significa "máscara" ou "manto". Isto define o que os cuidados paliativos são essencialmente: paliação - esconder as manifestações de uma doença incurável e/ou fornecer uma capa para proteger aqueles que são deixados "ao frio, desprotegidos". Segundo a definição da OMS (2002), os cuidados paliativos são um ramo da ação médica e social que visa melhorar a qualidade de vida dos doentes incuráveis e das suas famílias, prevenindo e aliviando o seu sofrimento através da deteção precoce, da avaliação cuidadosa e da gestão da dor e de outros sintomas: físicos, psicológicos e espirituais. Na oncologia moderna, é necessário avaliar os resultados do tratamento não só através de critérios de sobrevivência e de esperança de vida ou de resposta do tumor ao tratamento, mas também através de medidas específicas de qualidade de vida. De facto, mesmo o tratamento paliativo inclui a reabilitação, cujo objetivo é ajudar o doente a atingir e a manter o seu máximo potencial físico, psicológico, social e espiritual, por mais limitado que este possa ser devido à progressão da doença. A relevância da introdução de tecnologias endovideocirúrgicas em operações de uma fase (simultâneas) deve-se ao número crescente de doentes com doenças cirúrgicas combinadas. De acordo com os dados da OMS, quase 63% dos doentes que chegam a um hospital cirúrgico necessitam de operações numa só fase. Antes da introdução das tecnologias endovideocirúrgicas, acreditava-se que a realização de operações numa só fase aumentava essencialmente a agressividade cirúrgica, conduzia a um aumento do número de complicações intra e pós-operatórias e piorava os resultados do tratamento cirúrgico, especialmente quando era necessário utilizar dois acessos cirúrgicos (Leshchenko I.G. et al., 2011;2012). Com o desenvolvimento da técnica endovideocirúrgica, surgiu a questão sobre a possibilidade de expandir as indicações para operações de um estágio. Isto deveu-se à principal vantagem das intervenções laparo-pico - acesso de trauma mínimo, que encontrou aplicação na realização de operações de uma fase em cirurgia e ginecologia (Muslimov Sh.T. 2013;. Quanto às operações de uma etapa para doenças urológicas combinadas ou a sua combinação com doenças dos órgãos da cavidade abdominal, não são amplamente abrangidas pela literatura disponível (Popov O.V. et al., 2022). Neste contexto, é razoável considerar as variantes mais frequentes das combinações de doenças urológicas, bem como as combinações de patologias urológicas e cirúrgicas, argumentos adicionais "a favor" e "contra" as operações de um estádio nestas combinações. Uma das doenças cirúrgicas mais comuns é a colelitíase (LCD). Na Rússia, a incidência anual de LCDD é, em média, de 5-6 por 1000 habitantes por ano, ou seja, cerca de 1 milhão de pessoas por ano Lisov N.A. et al., 2016 Em parte, a ampla prevalência explica-se pela elevada frequência da combinação de LCDD com doenças dos órgãos da cavidade abdominal, patologia ginecológica e urológica. Além disso, existem ligações patogénicas comuns entre a colelitíase e várias doenças urológicas, como a urolitíase [4-13] e a nefroptose [14-16]. Existem fortes argumentos clínicos a favor do tratamento simultâneo de doenças gastrointestinais e urológicas coexistentes. Assim, a colecistectomia combinada exclui a possibilidade de complicações GI no período pós-operatório. Na literatura moderna há muitas descrições desta complicação, que exigiu colecistectomia no pós-operatório imediato[17-25]. Esta complicação é extremamente desfavorável: a colecistite pós-operatória caracteriza-se por uma evolução mais grave e os resultados do tratamento são muito piores do que na colecistite não complicada As hérnias ventrais estão frequentemente associadas a doenças da cavidade abdominal e do sistema urinário. De acordo com diferentes dados [28, 29], as hérnias estão presentes em quase 3-4% de toda a população, em 14-25% dos doentes com hérnias é encontrada uma doença combinada ou mais, causando a necessidade de intervenção cirúrgica ativa. Um exemplo da patogénese comum das hérnias ventrais com doenças do sistema urinário são as doenças da próstata - hiperplasia benigna (HBP) ou cancro (BP), que conduzem a uma obstrução infravesical e, consequentemente, a uma pressão constante durante a micção. O consequente aumento da pressão intra-abdominal pode levar tanto à progressão das hérnias existentes como ao aparecimento de novas hérnias [8, 28, 30, 31]. A questão da necessidade de tratamento combinado é bastante premente nestes casos, pelas razões que se seguem. O adiamento da intervenção na hérnia é perigoso com o desenvolvimento de complicações no período pós-operatório precoce, porque, no contexto de uma provável paresia intestinal, há um aumento persistente da pressão intra-abdominal. O impacto da hérnia no pós-operatório precoce coloca o doente numa situação extremamente desfavorável: é necessária uma re-intervenção de emergência imediatamente após a primeira operação, num contexto de esgotamento dos sistemas de reserva do organismo.Numa abordagem faseada do tratamento de doenças combinadas do sistema urinário e hérnias, existe um risco de progressão da hérnia [31-34], ao passo que uma operação numa só fase para hérnia e adenoma ou próstata ou PR evita tanto a retenção urinária aguda como o impacto da hérnia no período pós-operatório [28, 35]. A presença de uma hérnia não operada ou fixa é considerada uma contraindicação para a realização de intervenções laparoscópicas [36], uma vez que a aplicação de um carboxiperitoneu pode levar ao impacto da hérnia no período pós-operatório. Nesta situação, existem duas alternativas: ou a cirurgia laparoscópica num só estadio, ou o abandono do acesso laparoscópico e a realização da operação pelo método aberto tradicional. Neste último caso, a paresia intestinal que surge após a cirurgia isolada, devido ao aumento persistente da pressão intra-abdominal, também pode levar à progressão da hérnia e ao impacto [37], e a cirurgia combinada aberta tem muitas vezes de ser efectuada por dois acessos, o que pode agravar o período pós-operatório devido a complicações purulento-sépticas [1]. A estreita ligação funcional dos órgãos do sistema urinário leva ao aparecimento e desenvolvimento de complicações sob a forma de lesões do segundo e de mais órgãos no caso de patologia de um deles. Assim, a urolitíase é bilateral, de acordo com diferentes dados [8, 29, 38], em 15-30%. Na maioria das vezes, observa-se a formação de cálculos grandes e semelhantes a corais, o que está associado à influência específica de factores patogénicos em ambos os rins (por exemplo, no hiperparatiroidismo). As lesões renais bilaterais como a nefroptose (8-23%), a hidronefrose (4,8-17%) e os quistos renais solitários (9%) são comuns na prática clínica. A literatura descreve casos e pequenas séries de intervenções endovideocirúrgicas combinadas para a combinação de colelitíase e órgãos do sistema urinário [39, 40], hérnia ventral e patologia urológica [41-43], doenças combinadas do aparelho urogenital [44-48]. Todos os autores são da opinião de que é tecnicamente possível efetuar estas intervenções, salientam a sua segurança e eficácia [39, 44-56], ao mesmo tempo que notam a falta de dados na literatura sobre a classificação, indicações e contra-indicações, peculiaridades destas operações [16, 21, 37]. Esta última circunstância torna necessário um estudo mais aprofundado desta questão. Em 1971, o Professor A. Shelly isolou a LHRH nativa e, em 1977, recebeu o Prémio Nobel pelo seu trabalho sobre as hormonas peptídicas cerebrais. Este facto levou ao desenvolvimento da terapêutica com agonistas da LHRH como método de castração induzida por medicação. Atualmente, a terapia hormonal HT é a base do tratamento do cancro localmente avançado. A escolha do tipo e do momento da terapêutica hormonal (TH) baseia-se na apreciação do médico e no consentimento informado do doente. A privação de androgénios (DA) é eficaz em mais de 90% dos doentes (incluindo estádios avançados de HBP). O papel da terapêutica hormonal neoadjuvante e adjuvante, para além da cirurgia local ou da radioterapia, tem sido referido, e estão em curso estudos sobre regimes alternativos de terapêutica hormonal (terapêutica intermitente). As principais opções para a privação de androgénios são:

1. Castração médica
2. Castração cirúrgica
3. Bloqueio de chama + castração médica
4. Monoterapia com antiandrogénios
5. Antiandrogénios + inibidores da 5-alfa-redutase
6. Privação combinada de androgénios
7. Privação intermitente de androgénios
8. Terapia medicamentosa tripla

A terapêutica neoadjuvante foi utilizada para reduzir a incidência de margens cirúrgicas positivas e possivelmente melhorar o resultado da prostatectomia radical. Sete ensaios aleatorizados demonstraram que a terapêutica neoadjuvante reduz a incidência de margens cirúrgicas positivas no estádio clinicamente localizado; os dados relativos à doença localmente avançada são menos conclusivos. O objetivo da terapêutica adjuvante é melhorar a sobrevida específica do cancro em comparação com os casos que receberam tratamento tardio (62va 71%; $p < 0,001$). Estes resultados são semelhantes aos obtidos em doentes com cancro da próstata metastático. Vários estudos investigaram o bloqueio hormonal intermitente para avaliar a redução dos efeitos secundários após a DA, a melhoria da qualidade de vida no processo avançado e o atraso no desenvolvimento da refratariedade hormonal [10]. Estes estudos basearam-se no pressuposto de que o BP intermitente pode levar a uma diminuição a longo prazo dos níveis séricos de testosterona. Estão atualmente em curso ensaios aleatórios para determinar os efeitos da terapêutica intermitente. Terapia na sobrevivência.

CAPÍTULO II

MATERIAL E MÉTODOS DE INVESTIGAÇÃO

II.1Caracterização geral do material clínico

A monografia baseia-se na análise clínica dos resultados do tratamento urológico de 50 doentes. O exame clínico, o tratamento cirúrgico e o acompanhamento pós-operatório dos pacientes foram realizados com base no Departamento de Urologia, SamSMU e Sam. RSCEMP (Diretor - Candidato de Ciências Médicas Yangiev B.A.) para 2021-2024.
A idade média dos doentes era de 48,4±1,6 anos (variação de 30-90 anos).

Os doentes foram divididos em dois grupos de um só dígito:

1- grupo -30 pacientes com acesso cirúrgico através da linha Wesling.

2- grupo - 20 pacientes com acesso tradicional.

O número absoluto de todas as intervenções cirúrgicas em geral, de todas as CRM e das correspondentes IM realizadas separadamente, realizadas por rotina durante o período em análise, foi, respetivamente, de 8,39% para as CRM e de 91,61% para as monooperações.
É de salientar que as normas de diagnóstico e tratamento devem ser integradas principalmente por urologistas, bem como por especialistas aliados (Allazov S.A., 2010; Allazov S.A. et al., 2011).
Em cada caso foram analisados os seguintes parâmetros perioperatórios: duração da operação, volume de perdas sanguíneas intra-operatórias (PIO); duração da drenagem do MF com cateter uretral, frequência de complicações infecciosas e inflamatórias (CII) do aparelho geniturinário no pós-operatório imediato, duração do internamento hospitalar no pós-operatório, duração da indução da CMA e da ETN, duração do despertar do doente (este parâmetro foi considerado apenas nos casos em que o doente não estava acordado). A análise estatística dos dados obtidos foi efectuada através do teste t bicaudal para duas amostras (programa informático Statistica,10.0). As diferenças foram consideradas significativas quando < 0,05. O processamento estatístico foi efectuado utilizando o programa << IBM SPSS Statistics >> (versão 23, língua russa) com a função << Comparação de médias >> (análise da comparação de médias do teste T para amostras emparelhadas.
O diagnóstico da VPR baseia-se na utilização combinada dos seguintes

componentes:
• teste do antigénio específico da próstata (PSA);

• Exame rectal com os dedos (FRE);

• biópsia por punção transrectal da próstata sob o controlo de ultra-sons transrectal. O diagnóstico final é estabelecido com base nos dados da biópsia por punção da próstata.

•

II.2 Métodos de investigação.

O exame dos doentes estudados, selecionados nos grupos principal e de controlo, foi realizado de acordo com um algoritmo unificado (protocolo de gestão), cuja base e método mais importante foi a eco-dopplerografia a cores e de ondas de pulso.
O algoritmo de tratamento dos doentes incluía sistematicamente: recolha de queixas, esclarecimento dos antecedentes médicos e de vida, exame objetivo do doente em orto e clinostase com realização de provas funcionais - Valsalva e Ivanissevich, análise geral do sangue (determinação da coagulação), coagulograma, análise do ejaculado, ecografia testicular e eco-doppler escrotal, testiculometria, orquidoaxilotermometria, cateterização ureteral e urografia excretora.
Além disso, todos os outros doentes foram submetidos a exame ecográfico transabdominal com mapeamento Doppler a cores dos sistemas venosos do rim esquerdo. O exame ultrassonográfico estrutural dos rins e o exame ultrassonográfico dos órgãos escrotais foram realizados em alguns pacientes, conforme indicado.

Métodos de exame físico e de realização de provas funcionais

Em seguida, os órgãos escrotais do doente foram examinados e palpados, em pé e deitado numa sala quente para reduzir o efeito do reflexo cremastérico, em repouso e ao fazer força. Estes métodos foram utilizados para estabelecer o diagnóstico clínico de varicocele. Na posição vertical do doente, ambos os canais seminais foram examinados visualmente para detetar a diferença de tamanho e, à palpação, o grau de prolapso das veias dilatadas em forma de verme do canal seminal em relação ao nível dos testículos, de acordo com Nicheporenko. Foi registada a presença de quaisquer sinais de atrofia testicular (flacidez do tecido, redução do tamanho). Provas funcionais e determinação do grau de varicocele. Todos os doentes em estudo foram submetidos a provas funcionais - Ivanissevich, "coughing jerk", teste de Valsalva. O teste de "tosse com empurrão" (uma variante do sintoma de P. Zablotsky, 1848) foi efectuado durante a palpação do cordão espermático de ambos os lados. O seu mecanismo está associado à transmissão de um aumento da pressão intra-abdominal para as veias dilatadas do plexo de cacho, em pessoas saudáveis este impulso não é determinado (o teste é negativo). O teste de Ivanissevich (Segond R. 1885) foi efectuado em todos os doentes. Num doente em clinostase, o cordão espermático ao nível do anel externo do canal inguinal foi pressionado contra o osso da testa, depois, sem parar a pressão do cordão espermático, o doente foi transferido para ortostase. Foi avaliado o grau de enchimento da veia com sangue. A ausência de enchimento durante a compressão e o enchimento do plexo após a paragem da pressão sobre o cordão espermático indicavam um teste positivo. A presença de um enchimento lento do plexo com sangue durante a compressão contínua indicava uma possível descarga venosa no sistema de veias ilíacas, o que exigia uma confirmação adicional por eco-Doppler. A deteção de uma varicocele marcada persistente em orto e clinostase durante o exame físico permitiu-nos assumir a sua natureza secundária (sintomática) e a presença de hipertensão venosa persistente. Estes doentes (27 doentes) foram excluídos do estudo e referenciados a um cirurgião vascular para consulta e tratamento. Apenas quando foi necessário diagnosticar a varicocele para tratamento cirúrgico é que foi utilizado o teste de Valsalva modificado. A diferença fundamental é que Valsalva propôs a técnica de expiração forçada com a boca e as narinas (fortemente fechadas), e no diagnóstico de varicocele é proposto ao paciente que prenda a respiração durante a inalação, e - faça força [Lopatkin N. A. et al., 1985]. Neste caso, o aumento do volume das veias do canal seminal indica a presença de varicocele. Nos nossos estudos, este teste foi utilizado principalmente na ecografia dos órgãos escrotais com Doppler. Ao exame objetivo, quase todos os doentes pareciam saudáveis e fortes. Não foram encontrados desvios visíveis da norma nos órgãos da cavidade torácica e abdominal, bem como nos órgãos do sistema urinário.

II.2.2 Determinação do tamanho dos testículos (orquidometria)

O orquidómetro (ou testiculómetro Prader) é um aparelho de medição concebido para a avaliação comparativa do volume testicular. O dispositivo foi proposto em 1966 por Andrea Prader, um endocrinologista da Suíça. O orquidómetro é constituído por uma cadeia de doze esferas numeradas de madeira ou plástico que aumentam de tamanho de 1 a 25 mililitros (Fig.1a). Os grânulos do orquidómetro são comparados com os testículos do doente e o volume é lido a partir do grânulo que tem o tamanho mais adequado (Fig. 1b). O tamanho durante o período pré-púbere é de 1-3 ml, durante a puberdade é de 4 ml e acima, e nos adultos é de 12 a 25 ml.No caso de varicocele, é necessário estabelecer o facto de hipogonadismo secundário, ou seja, uma redução no tamanho do testículo no lado afetado.

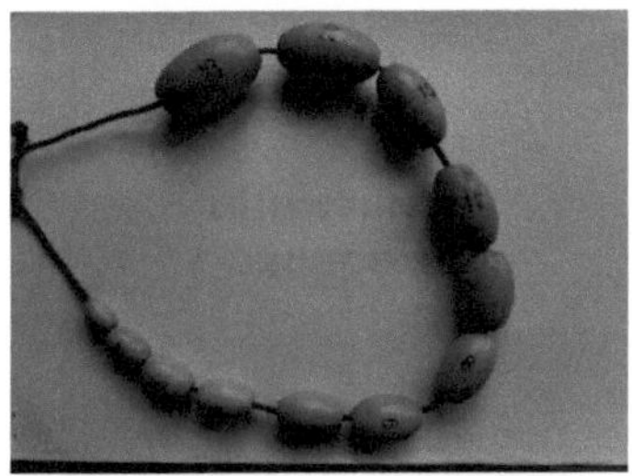

Figura 1a. Testiculómetro de Prader

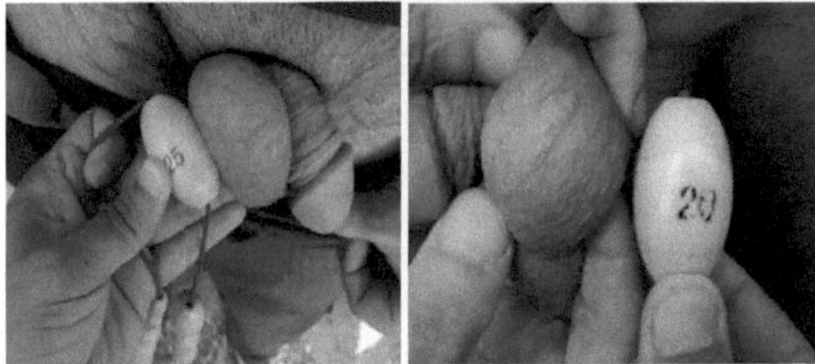

Fig. 1b. Orquidometria dos testículos direito e esquerdo.

Orquidoaxilotermometria.

A termometria é um método de rotina e reflecte o estado do fluxo sanguíneo testicular através da pele escrotal. Utilizámos um termómetro médico de mercúrio para todos os doentes e o exame foi realizado em salas à temperatura ambiente (+24 ±2°). Antes do exame, o doente deve despir-se durante 10 a 15 minutos para se adaptar à temperatura ambiente. A termometria foi efectuada em ambos os lados na posição supina e foram detectadas diferenças nos valores de temperatura. No caso da varicocele, a diferença de temperatura variou de 1,0 a 3,0° C, após a cirurgia este gradiente desapareceu. Este é o nosso método de Orquidotermometria Multilocal Comparativa, que é uma alternativa a 2 métodos, termometria eletrónica e termometria sem contacto. termografia infravermelha do escroto no diagnóstico de varicocele proposto por Kapto A.A. et al. (2018). Ambos os métodos estabelecem o facto da hipertermia escrotal na varicocele, que varia muito nas suas complicações agudas. Aqui, um termómetro médico mede comparativamente a temperatura de ambas as metades do escroto e das regiões axilares (Fig.2).

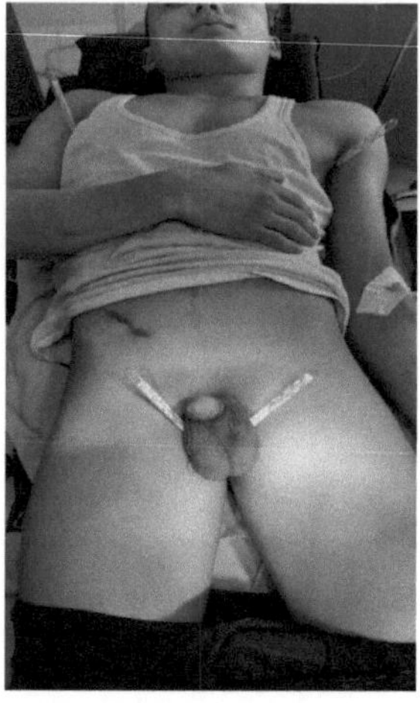

Figura 2. Orquidaxilotermometria.

Coagulograma - indicadores da hemostase sanguínea:

A hemostase é um sistema fisiológico do organismo, cujo objetivo é manter o sangue em estado líquido. Este sistema é constituído por 3 componentes: coagulação, anti-coagulação e fibrinolítico. Se o equilíbrio entre eles for perturbado, desenvolvem-se hiper ou hipocoagulopatias. Os indicadores de coagulograma padrão têm diferentes variantes, aqui está uma delas. Na análise geral do sangue, o valor do "Tempo de coagulação do sangue segundo Sukharev" é considerado normal: o início da fibrinogénese é de 30 a 120 segundos e o fim de 3 a 5 minutos. A tabela seguinte é considerada uma interpretação mais pormenorizada do sistema de hemostase (Tabela 1).

Tabela 1. Parâmetros do coagulograma

№	Indicadores	Unidadesв norma
1	Índice de protrombina	mais de 80 por cento
2	Tempo de recalcificação do plasma	60-120 c
3	Tromboteste	IV-V graus
4	Fibrinogénio	5,9-11,7 µmol/L
5	Fibrinogénio B	negativo
6	Atividade fibrinolítica	183-263 min
7	Tolerância plasmática à heparina	3-6 (7-11) min.
8	Tempo de Lee-White	5-10 min
9	Duração da hemorragia na Duke.	até 4 min
10	Retração do coágulo sanguíneo	44-65%

ultrassom escrotal

De acordo com a ecografia, o volume testicular nos nossos doentes com varicocele de grau I era de 16,2±0,5 ml à direita e 16,3±0,5 ml à esquerda. De acordo com a ultrassonografia, o volume testicular em nossos pacientes com varicocele grau II foi de 15,8±0,8 ml à direita e 14,9±1,0 ml à esquerda. (Figura 3). Na ecografia em modo B, as veias do plexo em feixe aparecem como estruturas ecograficamente negativas que são rectangulares na projeção direta e redondas ou ovais na projeção transversal. A sua localização clara não é determinada, sendo mais frequente as veias "envolverem" o testículo de todos os lados. Normalmente, o diâmetro da veia testicular esquerda é de até 25-3 mm, na varicocele é o valor que aumenta consoante o seu grau.

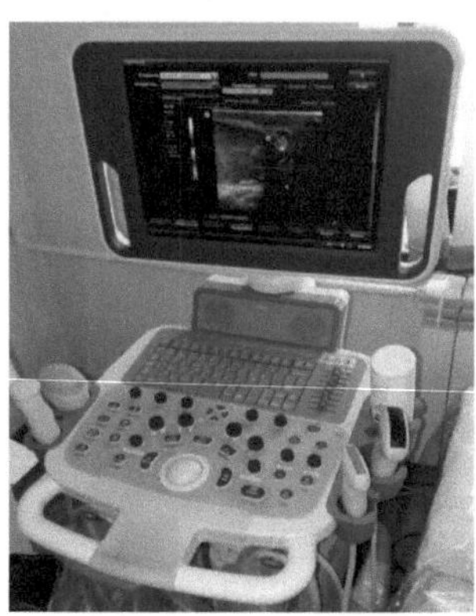

Figura 3. Scanner de ultra-sons Mindray DC-N3 (China) com mapeamento Doppler a cores.

Mostrámos a clareza dos resultados e a avaliação da eficácia do exame efectuado em exemplos clínicos. A ecografia em varicocele em modo B e Doppler fornece informações volumétricas sobre o estado dos tecidos moles, o grau de fluxo sanguíneo do tecido testicular e do seu apêndice.

A ultrassonografia dos órgãos escrotais em modo B e com ultrassom Doppler de energia para avaliar o estado dos tecidos e o grau de fluxo sanguíneo em conjunto com indicadores de espermograma permite diagnosticar não só o grau de varicocele, mas também é um critério prognóstico para o diagnóstico de infertilidade primária. Isto permite-lhe aplicar as tácticas de tratamento mais precisas ou alterar completamente o processo de tratamento, passando assim a ultrassonografia da categoria de métodos adicionais de investigação para a categoria principal. O mapeamento Doppler permite determinar o grau de vascularização dos órgãos escrotais, o que permite, juntamente com os dados de ultrassom no modo B, fazer um diagnóstico preciso e escolher uma tática de tratamento adequada

Exame ultrassonográfico dos órgãos escrotais com dopplerometria
Testículo direito. Localização: definida no escroto. Contornos: lisos, nítidos. Cápsula testicular: transparente. As dimensões não estão ampliadas. Comprimento 40 mm, espessura 35 mm, largura 24 mm. Volume do testículo direito: 17 cm^3. Ecogenicidade: típica. Ecoestrutura: homogénea. Estrutura do mediastino: preservada. Fluxo sanguíneo no testículo: preservado. Quantidade de líquido nas membranas: não aumentada. Apêndice testicular: não aumentado. As veias do plexo cefálico têm 1,4 mm em clinostase e 2 mm em ortostase. No auge do teste de Valsalva, os refluxos patológicos é indetetável.
Testículo esquerdo. Localização: definida no escroto. Contornos: lisos, nítidos. Cápsula testicular: transparente. As dimensões não estão ampliadas. Comprimento 40 mm, espessura 31 mm, largura 24 mm. Volume do testículo esquerdo: 16 cm^3. Ecogenicidade: típica. Ecoestrutura: homogénea. Estrutura do mediastino: preservada.
Fluxo sanguíneo testicular: preservado. Quantidade de líquido nas membranas: normal. Apêndice testicular: não aumentado. As veias do plexo em cacho têm 1,9 mm em clinostase e 2,4 mm em ortostase. No auge do teste de Valsalva, os refluxos patológicos é indetetável.
Conclusão. Não foram detectados sinais ecográficos de alterações patológicas.

Eco-doppler escrotal.

Na urologia moderna, a ecografia é amplamente utilizada para examinar homens com problemas reprodutivos: são examinados os testículos, os apêndices, os vasos do cordão espermático, a próstata e as vesículas seminais e, em caso de disfunção erétil, o pénis. A USDG (Dopplerografia por ultra-sons) baseia-se no efeito Doppler, que consiste no registo da medição da velocidade das ondas ultra-sónicas reflectidas pelas células sanguíneas em movimento. A Dopplerometria vascular escrotal é um método de diagnóstico da irrigação sanguínea dos testículos. O Doppler espetral permite distinguir entre vasos arteriais e venosos, avaliando as caraterísticas do seu fluxo sanguíneo (Tabela 2).

Tabela 2. Índices hemodinâmicos do fluxo sanguíneo nos órgãos escrotais na norma ($p \leq 0{,}05$)

Navio	Velocidade linear do fluxo sanguíneo (LFV)	Índice pulsatividades (PI)	Índice de Resiliência (RI)
Artérias seminal	0,114 ± 0,042	0,52 ± 0,020	0,59 ± 0,022
canal direito			
Artérias do canal deferente à esquerda	0,108 ± 0,036	0,5 ± 0,018	0,63 ± 0,013
Artéria testicular direita	0,118 ± 0,052	0,57 ± 0,02	0,61 ± 0,017
Artéria testicular esquerda	0,126 ± 0,027	0,45 ± 0,12	0,56 ± 0,017
Certo parenquimatos o testicular artérias	0,077 ± 0,012	0,67 ± 0,023	0,72 ± 0,011
Esquerda parenquimatos o testicular artérias	0,071 ± 0,031	0,45 ± 0,018	0,66 ± 0,024

Nos nossos estudos, uma das tarefas do exame pré-operatório dos doentes consistia em determinar a natureza do refluxo venoso para o plexo do cordão espermático (tipo hemodinâmico de varicocele) de acordo com a classificação de R.L.Coolsaet (1980).

1. Refluxo renotesticular.

2. Refluxo ileotesticular.

3. Combinação de refluxo renotesticular e refluxo ileotesticular (refluxo misto).

Para determinar o tipo hemodinâmico da varicocele, utilizámos a eco-dopplerografia escrotal de acordo com o método de E.B. Mazo et al. (1998), que é um método modificado de C. Trombetta (1993). Trombetta (1993). Base Foram utilizados para o estudo o Departamento de Diagnóstico Funcional do NF RRCEMP e o Hospital Municipal nº 1. O estudo foi realizado num aparelho de ultra-sons Mindray DC-N3 (China) com possibilidade de mapeamento Doppler a cores, utilizando um transdutor linear de 7,5 MHz, nos modos de ecografia seroscópica, Doppler a cores e Doppler de ondas pulsadas. As técnicas de Doppler exigiram a definição de uma taxa de repetição de impulsos adequada ao registo do fluxo sanguíneo a baixa velocidade e a utilização de filtros de baixa frequência. O valor do volume de controlo foi de 1 mm. A tecnologia do estudo envolveu a varredura dos vasos venosos do plexo de cachos ao nível da parte escrotal do cordão espermático e ao longo da superfície póstero-lateral do testículo (até a projeção do pólo inferior do testículo e da cauda do apêndice) nos planos transversal, transversal oblíquo, longitudinal e longitudinal oblíquo em repouso e durante o teste de Valsalva. As porções terminais da veia testicular foram visualizadas por varrimento translombar e abdominal. As imagens Doppler a cores permitiram detetar o fluxo sanguíneo arterial e venoso intra e extra-ovárico e avaliar o grau de vascularização. Foram determinados índices quantitativos absolutos (velocidade de pico do fluxo sanguíneo sistólico, velocidade do fluxo sanguíneo diastólico final, grau de retorno venoso na altura do teste de Valsalva) e relativos (índice de resistência) que caracterizam o estado dos leitos arterial e venoso por Doppler de ondas pulsadas.

Os resultados do Doppler das veias testiculares permitiram-nos identificar os seguintes sinais de tipos hemodinâmicos de varicocele segundo R.L.Coolsaet (1980) . Ausência de refluxo venoso - tipo hemodinâmico 1 (corresponde ao refluxo renospermático).

✓ Presença de refluxo venoso com velocidade igual à velocidade inicial - hemodinâmica tipo II (corresponde ao refluxo ileospermático).

✓ A presença de refluxo venoso com uma velocidade significativamente inferior à inicial - hemodinâmica tipo III (corresponde à combinação de refluxos reno- e ileospermáticos - refluxo misto).

As caraterísticas das técnicas ecográficas utilizadas foram as seguintes: nos adolescentes, o diâmetro normal das veias renais foi considerado como sendo de

3-4 mm.

O aumento gradual do diâmetro da veia renal esquerda em relação à direita e a diminuição da velocidade linear média do fluxo sanguíneo (VLF) foi considerado um sinal indireto de hipertensão venosa renal persistente. Os sintomas de hipertensão na veia renal esquerda no nosso estudo foram considerados como um aumento do seu diâmetro médio em comparação com o da direita em 2,0 ± 0,03 mm em repouso e 3,0 ± 0,03 mm durante o teste de exercício de Valsalva.

Na ecografia, as veias do cordão espermático foram consideradas dilatadas se o seu diâmetro interno excedesse 3 mm e aumentasse mais de 1 mm durante o teste de esforço de Valsalva. Na avaliação dos vasos venosos do plexo, durante a realização do teste de Valsalva na posição supina, foi detectado, em alguns doentes, um fluxo sanguíneo retrógrado de curta duração (até 1 segundo) para as veias do plexo do lado esquerdo. Este refluxo curto foi considerado fisiológico. Uma onda de fluxo sanguíneo retrógrado prolongado durante todo o período de tensão foi considerada como refluxo patológico. No modo de mapeamento com Doppler a cores, os fluxos sanguíneos anterógrado e retrógrado eram corados com cores diferentes, o que também constituía uma prova objetiva de refluxo sanguíneo. O refluxo curto e isolado para o segmento superior da veia testicular foi também considerado um fenómeno fisiológico; segundo M.I. Pykov et al. (1999), está associado à ausência das válvulas da veia cava e a sua cessação está associada ao fecho das válvulas da parede da veia cava.

No estudo da veia renal esquerda para deteção da sua compressão e de lesões estenóticas, realizado por eco-scanning em diferentes modos de Doppler, utilizámos critérios numéricos publicados na literatura (Quadro 2) (Fig. AMP). A deteção de alterações significativas na hemodinâmica da veia renal de carácter estenótico de compressão, bem como de fenómenos de hipertensão venosa renal, exige a utilização de métodos e técnicas especiais de tratamento cirúrgico (operações de anastomose vascular), uma vez que, segundo alguns autores, as operações de ligadura, neste caso, não conduzirão à melhoria da hemodinâmica testicular (Quadro 2). Estes doentes podem ser diagnosticados como "varicocele secundária" ("varicocele com refluxo reno-testicular e hipertensão venosa renal" - segundo a classificação de V.F.Bavilsky et al., o que levou à exclusão dos doentes do estudo. Além disso, a deteção por Doppler de alterações hemodinâmicas da veia renal teve um aspeto epidemiológico concomitante como possível causa de desenvolvimento de varicocele. (Tabela 3).

Tabela 3: Critérios numéricos dos sinais Dopplerográficos de estenose e compressão dos vasos renais em doentes com varicocele.

Critérios de estenose	"Aorto-mesen-pinças".	Norma
Diâmetro da veia renal no local da estenose, mm.	1,9 ± 1,0	2,3 ± 0,6
Diâmetro da veia renal pré-estenótica da secção, mm.	10 ±2,0	7,2 ± 1,8
Velocidade máxima do local do fluxo sanguíneo	110,7 ±35,8	50,9±
estenose,		27,9
cm/seg.		
Velocidade máxima do fluxo sanguíneo na secção pré-estenótica, cm/seg.	14,2	18,6

O estudo Doppler de alguns doentes revelou sinais de compressão da veia renal no segmento aorto-mesentérico. Todos os doentes, como já foi referido, foram submetidos a urinálise. É sabido que a presença de proteínas na urina superiores a 0,033 g/L, cilindrúria, macro e microhematúria (número de glóbulos vermelhos inalterados superior a vinte no campo de visão do microscópio) permite suspeitar da presença de nefropatia renal secundária devido a alterações persistentes da compressão dos vasos renais [65,66]. Tendo em conta os critérios Doppler de lesões compressivas acima referidos ("pinça aorto-mesentérica") e a ausência destas alterações urinárias, assumimos nestes doentes uma compressão não expressa e a ausência de hipertensão venosa renal persistente, o que nos permitiu incluir estes doentes no estudo.

A ecografia com eco-Doppler permite determinar os seguintes parâmetros das patologias das veias:

- Medição das espessuras das paredes venosas aumento ou diminuição
- Deteção de alterações patológicas nas veias
- A natureza das lesões das válvulas venosas
- Grau de permeabilidade e diâmetro do lúmen do vaso
- Presença de coágulos sanguíneos que obstruem o fluxo sanguíneo
- Velocidade do sangue.

Ureteroscopia excretora ou retrógrada (-grafia)

Estes métodos radiológicos de exame dos ureteres baseiam-se na capacidade dos rins de excretarem agentes de contraste radiopacos específicos, injectados no corpo, o que produz uma imagem na película de raios X. Imagem urinária dos rins e do trato urinário. A urografina ou urotraste é utilizada como agente de contraste radiopaco. O fármaco é injetado por via intravenosa lentamente (ao longo de 3 minutos) em exames excretores ou por via uretral em exames retrógrados. A quantidade de contraste baseia-se no peso do doente. Durante a ureteroscopia, não é utilizada qualquer película e a progressão do contraste é observada no monitor. É efectuada uma série de radiografias pela seguinte ordem: a primeira aos 5-7 minutos, a segunda aos 12-15 minutos, a terceira aos 20-25 minutos; em caso de excreção tardia do agente de contraste, são efectuadas radiografias tardias aos 45 e 60 minutos. Na análise da ureteroscopia (grafologia), avalia-se o estado funcional dos rins e a permeabilidade dos ureteres. É imperativo ter à mão toda a bagagem médica de emergência aquando da realização deste procedimento.

Antigénio específico da próstata (PSA)

A introdução do PSA como marcador revolucionou o diagnóstico do cancro da próstata (108). O PSA é específico do órgão, mas não é considerado específico do cancro, uma vez que pode estar elevado na hiperplasia benigna da próstata (HBP), na prostatite e noutras condições não malignas. O nível de PSA como indicador independente tem um valor prognóstico mais elevado do que as alterações na PRI e na TRUSI. Não existem normas internacionais para a medição dos níveis de PSA (110). Os níveis de PSA são considerados parâmetros "contínuos", ou seja, quanto mais elevado for o nível de PSA, maior é a probabilidade de se tratar de cancro. Muitos homens podem apresentar RPV apesar de níveis baixos de PSA no sangue. B (Tabela 4). São apresentadas as taxas de deteção de FPR com índice de Gleason $\geq$7 pontos (ISUP grupo 2) em níveis baixos de PSA, o que não nos permite estabelecer um limiar ótimo para a deteção de FPR não palpáveis mas clinicamente significativos. A utilização de nomogramas permite prever a deteção de RPV.

Quadro 4: Risco de cancro com níveis baixos de PSA

Níveis de PSA, ng/ml	Risco de cancro, % Risco Índice de Gleason	≥ 7 pontos, %
0-0,5	6,6	0,8
0,6-1,0	10,1	1,0
1,1-2,0	17,0	2,0
2,1-3,0	23,9	4,6
3,1-4,0	26,9	6,7

A densidade do PSA é calculada dividindo o nível de PSA pelo volume da próstata determinado pela TRUSI. Quanto maior for a densidade do PSA, maior é a probabilidade de o cancro da próstata ser clinicamente significativo (ver secção 6.2.1 "Tratamento do cancro da próstata de baixo risco"):

1. Taxa de acumulação de PSA, que é definida como o aumento anual absoluto do PSA (ng/ml/ano) [113];
2. Tempo de duplicação do PSA, que expressa o aumento exponencial do PSA ao longo do tempo, reflectindo alterações relativas.

Estes dois critérios podem ter valor prognóstico em doentes que tenham sido submetidos a tratamento para o cancro. No entanto, a sua utilização no diagnóstico do cancro da próstata é limitada devido a alterações concomitantes (grande volume GI, DGPH), intervalos desiguais entre medições de PSA e aumentos/diminuições da taxa de aumento do PSA e do tempo de duplicação ao longo do tempo. Estes índices não fornecem informações prognósticas adicionais aos níveis de PSA [116- 119]. O rácio de PSA deve ser utilizado com precaução, uma vez que os níveis de PSA podem ser afectados por vários factores metodológicos e clínicos (instabilidade do PSA livre à temperatura ambiente e a 4 °C, várias condições de análise, GDM de grandes dimensões concomitante) [120]. No entanto, este indicador pode definir as categorias de risco para o BCP em homens com níveis totais de PSA entre 4 e 10 ng/mL na ausência de alterações no PRI. Num estudo prospetivo multicêntrico, o PCA foi detectado na biópsia em 56% dos homens com PSA c/o < 0,1 e apenas 8% dos homens com PSA c/o > 0,25 ng/ml [121]. Além disso, o PSA c/o não tem significado clínico quando o PSA

total é > 10 ng/ml e os doentes com cancro previamente diagnosticado são acompanhados.
O PSA-3 é um biomarcador específico da próstata, não codificado por ARNm, que é medido no sedimento de urina obtido após a massagem do PG. Atualmente, existe um teste disponível no mercado, o Progensa. É superior ao PSA total e à percentagem de PSA livre na deteção de RPJ em homens com níveis elevados de PSA, porque aumenta ligeiramente, mas de forma estatisticamente significativa, a área sob a curva de caraterísticas operacionais para um resultado de biopsia positivo. O PSA-3 aumenta com o aumento do volume do VE, mas existem dados contraditórios sobre se o índice de Gleason pode prever os níveis de PSA-3, e a sua utilização como ferramenta de monitorização para um seguimento dinâmico não foi confirmada. A principal indicação para o PSA-3 na urina pode ser uma indicação para repetir a biopsia em homens com uma biopsia primária negativa, mas a sua relação custo-eficácia ainda não foi determinada. O ensaio SelectMDX baseia-se no isolamento de biomarcadores de ARNm na urina. Os níveis de ARNm de HOXC6 e DLX1 podem determinar o risco global de deteção de cancro da próstata maligno avançado e de alto grau na biopsia. De acordo com dados publicados, vários biomarcadores são mais precisos do que os parâmetros de prognóstico atualmente utilizados na diferenciação de tumores agressivos e não agressivos.

CAPÍTULO III

DESENVOLVIMENTO DE UMA CLASSIFICAÇÃO DAS NEOPLASIAS QUÍSTICAS DOS ÓRGÃOS ESCROTAIS

O diagnóstico e o tratamento de neoplasias fluidas dos órgãos escrotais é um problema urgente devido à sua frequência e à falta de uma classificação clínica anatomo-topográfica clara e de métodos racionais de diagnóstico e tratamento cirúrgico, incluindo métodos simultâneos (Malyshev V.A. et al., 2015; Patil V. et al., 2015). O estudo das possibilidades de tratamento cirúrgico de doenças dos órgãos de uma ou ambas as metades do escroto por meio de acesso transmoshonojejunal ao longo da linha de Wessling é uma tarefa urgente em urologia prática e andrologia. Nos serviços de urgência de urologia do Sam. RRCEMP e Urologia, 1-Samarkand City Hospital de 2021 a 2024, 138 pacientes com suspeita de neoplasias fluidas de órgãos escrotais e tumores de próstata estavam sob nossa observação. Foram realizados métodos de exame clínico de rotina, bem como diafanoscopia e ultrassom. Foi feita uma tentativa de desenvolver uma classificação cirúrgica das variedades de neoplasias quísticas dos órgãos escrotais e foi analisado o tratamento cirúrgico das mesmas, dando importância a intervenções cirúrgicas simultâneas. Foram operados 20 doentes com patologia unilateral, 30 doentes com patologia combinada de ambas as metades do escroto e 23 doentes com cancro da próstata T4N0M0. O tratamento operatório foi efectuado através de um único acesso transmesoscrotal ao longo da linha de Wesling. Ao desenvolver a classificação das neoplasias quísticas dos órgãos escrotais com base nos nossos materiais, tomámos como base as classificações de Bosniak M A. (1997) para as neoplasias quísticas dos rins e Patil (1997). Decidimos modificar e adaptar estas classificações no que diz respeito aos órgãos escrotais, uma vez que, por natureza, todas as formações quísticas de diferentes órgãos do corpo humano são quase idênticas. Em primeiro lugar, apresentamos a classificação de M.A. Bosniak (1986). De acordo com esta classificação todas as variedades de "neoplasias quísticas dos rins são divididas nas seguintes formas (Fig.1) :

1. quisto simples - de paredes finas, não contém septos e calcificações;

2. quisto benigno, com vários septos e calcificações;
3. cistos, com múltiplos septos;

4. massas císticas duvidosas, com paredes e septos paredes e septos espessados, benignos ou malignos;

5. massas malignas estabelecidas, o que inclui também o cancro cístico (Figura 4).

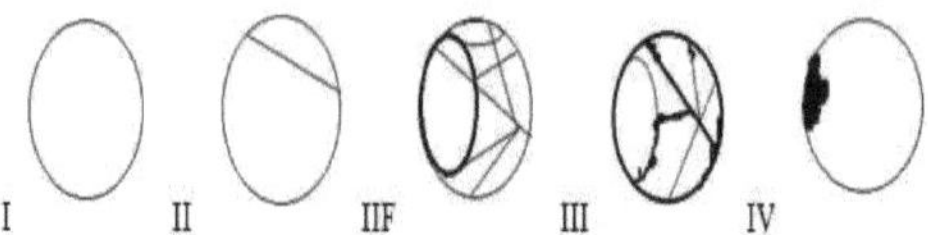

Figura 4. Quistos renais de acordo com a classificação de Bosniak (esquema).

Patil V. et al (2015) Classificação:

1. Fluido no escroto: A. Hidrocele congénita; B. Hidrocele do canal seminal; C. Hidrocele adquirida; D. Hematocele; E. Piocele; F. Linfocele.
2. Lesões testiculares: A. Quistos de Whitecap; B. Quistos simples ou múltiplos; C. Ectasia tubular; D. Quistos epidermóides; E. Abcesso testicular; F. Varicocele intratesticular; H. Quistos pós-traumáticos.
3. Cistos do apêndice: A. Quistos epididimários; B. Espermatocele; C. Ectasia tubular do apêndice testicular; D. Quistos testiculares e do apêndice testicular.
4. Hérnia da virilha e do escroto.

Para detetar e fundamentar cada forma de neoplasia cística dos órgãos escrotais, é obviamente necessário realizar, além dos métodos de exame de rotina, também ultrassonografia completa, ultrassom Doppler, tomografia computadorizada, bem como estudos histomorfológicos como pré-operatório (punção), intraoperatório e pós-operatório (Bosniak M.A. 1997; Delyagin V.M. et al, 2014; Malyshev O.V. et al., 2015; Patil V.et al., 2015). Como sabem, qualquer classificação deve ser concisa, com poucas palavras, mas ao mesmo tempo refletir plenamente a essência da doença, para determinar outras tácticas terapêuticas. Na construção da nossa classificação, fomos guiados por estas considerações com o objetivo de simplificação e conveniência no trabalho prático dos especialistas. A ordem das formas nosológicas individuais foi observada pela frequência, gravidade do curso, dificuldade de diagnóstico, complicações e complexidade do tratamento (Quadro 5).

Tabela 5. Classificação das neoplasias quísticas dos órgãos escrotais

№	Categoria cística neoplasias	Formas nosológicas
1.	Um quisto benigno simples:	Hidrocele testicular, Funiculocele, Quisto testicular, Um quisto do cordão espermático, Cisto do testículo do crescimento do testículo, Cisto do apêndice testicular, Mioma intrascrotal.
2.	Quisto complicado simples-benigno :	Hematocele, Piocele,
		Linfocele, Espermatoceles, Quistos epididimários.
3.	Quistos complicados:	Abcesso testicular, Quistos pós-traumáticos, Ectasia tubular do testículo,tubularectasia do apêndice testicular, Quistos epidermóides.
4.	Uma hérnia inguinal.	—
5.	Tumores dos órgãos escrotais .	—

Como se pode ver, todas as formas nosológicas estão divididas em 5 grupos, com base na natureza do diagnóstico e do tratamento:

I grupo - facilmente diagnosticado, sem necessidade de vigilância ativa;

II grupo - fácil de diagnosticar, requer vigilância ativa;

IIIgrupo-diferencial diagnóstico difícil, observação dinâmica, tratamento cirúrgico (minimamente invasivo, aberto, simultâneo);

IV grupo - diagnóstico e tratamento em conjunto com um cirurgião ;

V grupo - diagnóstico e tratamento em conjunto com um oncologista.

Ao compilar esta classificação, tivemos em conta as formas nosológicas comuns estudadas e descritas em pormenor na literatura científica (Bosniak M.A., 1997; Delyagin V.M. et al., 2014; Malyshev V.A. et al., 2015; Prokhorov A.V., 2016;

Allazov S.A. et al., 2017; Okulov A.B. et al., 2018; Allazov I.S., 2021; Lelyavin K.B., 2022; Patil V. et al., 2015). As condições patológicas combinadas dos órgãos escrotais devem ser tratadas de uma forma simultânea óptima. Examinámos 202 doentes com neoplasias císticas, que, de acordo com a classificação dada pelas formas nosológicas, se distribuíam da seguinte forma (Tabela 6).

Tabela 6: Distribuição dos doentes por formas nosológicas das neoplasias quísticas dos órgãos escrotais

Grupo	Forma nosológica	Abs.quantidade	%
1	Quisto benigno simples	75	37,1
2	Quisto complicado simples-benigno	42	20,7
3	Quisto complicado:	34	16,8
4	hérnia inguromastóide	18	8,9
5	Tumores dos órgãos escrotais	10	4,5
6	Tumores da próstata	23	11,3
Total		138	100,0

20 doentes serviram de grupo de controlo, que foram operados da forma tradicional no lado da doença através de incisões escrotais laterais. De acordo com os dados do exame objetivo e do exame ecográfico, dos 20 doentes com potologia unilateral, 9 tinham quistos do canal seminal, 5 tinham quistos testiculares, 4 tinham epididimite, 8 tinham orquite e 6 tinham orcoepididimite. Dos 30 doentes com potologia bilateral, 16 tinham quistos dos apêndices de ambos os testículos e 14 doentes tinham quistos do canal seminal. 8 doentes foram operados por hidrocele de um lado e quisto do apêndice testicular do outro lado. Em 23 doentes com cancro da próstata T4N0M0, foi realizada pulpectomia bilateral com tratamento subsequente com antiandrogénios pelo acesso indicado.

Caso clínico 1. Doente S., 55 anos de idade. Apresentou-se com queixas de dor e aumento de volume no lado esquerdo do escroto. Com base nos dados clínicos e instrumentais, foi feito o diagnóstico: "Quisto do apêndice testicular esquerdo" (Fig. 1.1), foi efectuada uma escrototomia ao longo da linha de Wesling, tendo sido removido o quisto do apêndice testicular esquerdo (Fig. 1.2,3). É de notar que a cicatriz pós-operatória formada no acesso à linha de Wesling se assemelha a uma sutura escrotal.

Aquando do reexame do doente 1 e 3 meses após a intervenção cirúrgica, verificou-se um bom efeito cosmético, não tendo sido observada qualquer recorrência da patologia.

Caso clínico 2. Doente N., 22 anos de idade. Foi admitido com queixas de dor em ambas as metades do escroto, aumento de volume da metade esquerda do escroto; Com base na clínica e nos dados, foi feito o diagnóstico: "Hidrocele da bainha testicular esquerda, quisto do apêndice testicular direito"; Foi efectuada escrototomia ao longo da linha de Wessling, realização simultânea da operação de Winkelman à esquerda e remoção do quisto do apêndice à direita.

Caso clínico 3. Doente N., 64 anos de idade. Diagnóstico: cancro da próstata T3N1M0, osl: retenção urinária aguda. Operação: pulpectomia bilateral ao longo da linha de Wesling, epicistostomia (Fig. 3.1,2,3,4.). Este acesso é particularmente conveniente para a realização de orquiectomia bilateral ou pulpectomia em estádios avançados de cancro da próstata durante a terapia hormonal da doença subjacente ou para os próprios tumores testiculares. Além disso, ao suturar a pele escrotal, este acesso deixa uma cicatriz pós-operatória quase impercetível, semelhante à linha de Wessling.

CAPÍTULO IV

ESCROTOTOMIAS TRADICIONAIS E CIRURGIAS SIMULTÂNEAS DE ÓRGÃOS ESCROTAIS AO LONGO DA LINHA DE WESSLING

Como é sabido, as doenças frequentes dos órgãos genitais externos nos homens são malformações (separação da linha média dos sacos, subdesenvolvimento, a- e hipoplasia dos testículos, ectopia testicular, criptorquidia) (Kogan M.I.,2021), torção testicular (Kalinina S.N.,et al.,2019), lesões (Nazarov T.H. et al., 2020), doenças inflamatórias (epididimite, orquite, tuberculose do apêndice e testículo, orquite por brucelose) (Bashembiev H.M. et al., 2010; Prokhorov A.V., 2016), fluido (hidropisia da bainha testicular, hematocele, funiculocele, espermatocele, varicocele) (Kapto A.A., 2016; Braz M.P. et al., 2013; Iacona F. etal., 2014; Rogue M. et al, Existe um problema especial em relação a ambos os testículos, aparentemente saudáveis (orquiectomia bilateral por cancro da próstata) (Keshishev N.G. et al., 2010). Nas operações para as condições acima mencionadas, se unilaterais, as incisões cutâneas escrotais continuam a ser efectuadas no lado correspondente da doença ou lesão. Ao mesmo tempo, surgem dificuldades e dificuldades nos casos de um processo bilateral que requer intervenção cirúrgica em ambas as metades do escroto. As intervenções cirúrgicas bilaterais em ambos os testículos (orquectomia, pulpectomia) para o cancro da próstata também são problemáticas. Até agora, muitos fazem incisões em ambas as superfícies laterais do escroto, o que é de alguma forma traumático, não cosmético Nesta questão, seria necessário ter em mente a presença da sutura da linha média do escroto (linha de Wesling), que é na verdade uma extensão da linha branca do abdómen no escroto (Leshenko I.G. et al., 2011; Allazov S.A. et al., 2018, 2020). A incisão ao longo desta linha é considerada razoável devido ao acesso simultâneo através de uma incisão a ambas as metades do escroto e seus órgãos, a chamada operação simultânea (Allazov S.A. et al., 2018). A combinação de patologias dos órgãos de ambas as metades do escroto, que leva a indicações para operações simultâneas. As operações simultâneas são realizadas em diferentes órgãos através de um único acesso. Ao contrário das operações em vários órgãos, são efectuadas em diferentes órgãos simultaneamente através de diferentes acessos. Para efetuar operações simultâneas nos órgãos de ambas as metades do escroto, o mais conveniente é a incisão ao longo da linha média do escroto (rafe escrotal), que é designada pelo nome do cientista que a descreveu pela primeira vez - a linha Wesling A linha Wesling é convencionalmente dividida em 4 partes (segmentos) anterior, na base do escroto, posterior e perineal. Ao contrário de todos os outros autores, decidimos fazer a incisão ao longo da linha de Wesling na parte posterior, o que não afecta de todo a acessibilidade dos órgãos escrotais, mas ao mesmo tempo aumenta a cosmeticidade da cicatriz pós-operatória, ou seja, a sua visibilidade é absolutamente perdida, especialmente na posição vertical do corpo. As neoplasias císticas dos órgãos escrotais têm um quadro clínico peculiar e requerem um diagnóstico diferenciado, classificação e tratamento adequado. A classificação adaptada das neoplasias císticas dos órgãos escrotais, baseada na classificação de Bosniak M.A. (1997) e Patil V. et al. (2015), abrange as formas mais frequentes de doenças que são difíceis de diagnosticar e requerem métodos complexos de tratamento. A escrototomia unilateral ou a intervenção cirúrgica bilateral simultânea através de um único acesso ao longo da linha de Wessling permite realizar várias operações simultaneamente em ambas as metades do escroto e é o acesso mais adequado para a patologia combinada dos órgãos escrotais (varicocele bilateral, quisto do apêndice testicular, hidrocele, lipoma do escroto, cordão espermático, etc.). Este acesso é particularmente adequado para a realização de orquiectomia bilateral ou pulpectomia em caso de cancro da próstata avançado ou de tumores testiculares. Na sutura da pele escrotal, este acesso deixa uma cicatriz pós-operatória quase impercetível, semelhante a uma linha de Wessling. Na prática clínica, é muito frequente encontrar casos de patologias combinadas dos órgãos de ambas as metades do escroto, em relação aos quais há indicações para efetuar operações simultâneas. As operações simultâneas são realizadas em diferentes órgãos através de um único acesso. Em contrapartida, nas operações multiorgânicas, as intervenções em diferentes órgãos são efectuadas simultaneamente através de diferentes acessos. Para efetuar operações simultâneas nos órgãos de ambas as metades do escroto, o mais conveniente é a incisão ao longo da linha média do escroto (rafe escrotal), que é designada por linha de Wesling, em homenagem ao nome do cientista que a descreveu pela primeira vez. O estudo das possibilidades de tratamento cirúrgico de doenças dos órgãos de ambas as metades do escroto por meio de um único acesso transmoshonojejunal ao longo da linha de Wessling é uma tarefa urgente em urologia prática e andrologia. De 2021 a 2024, operámos 30 pacientes com patologia combinada de ambas as metades do escroto e 8 pacientes com cancro da próstata T N M_{400} O tratamento cirúrgico foi realizado através de um único acesso transescrotal utilizando a linha de Vesling (J. Vesling (1598-1649) - professor de anatomia, cirurgia e botânica na Universidade de Pádua, que descreveu a sutura do escroto - raphe scroti, chamada linha de Vesling. Convencionalmente dividimos a linha de

Wesling em 4 partes (segmentos); anterior, na base do escroto, posterior e perineal (Fig.5). Contrariamente a todos os outros autores, decidimos fazer a incisão de Wesling posteriormente, o que não afecta de todo a acessibilidade dos órgãos escrotais, mas ao mesmo tempo aumenta a cosmeticidade da cicatriz pós-operatória, ou seja, a sua visibilidade é completamente perdida, especialmente na posição vertical do corpo (Fig. 3).Doente O., 30 anos. Apresentou-se com queixas de dor em ambas as metades do escroto, aumento de volume da metade esquerda do escroto; Com base nos dados clínicos e instrumentais, foi feito o diagnóstico: Com base nos dados clínicos e instrumentais, foi feito o diagnóstico: "hidrocele da bainha testicular esquerda; a operação de Winkelman no lado esquerdo foi efectuada por escrototomia. (Fig.7.1-7).

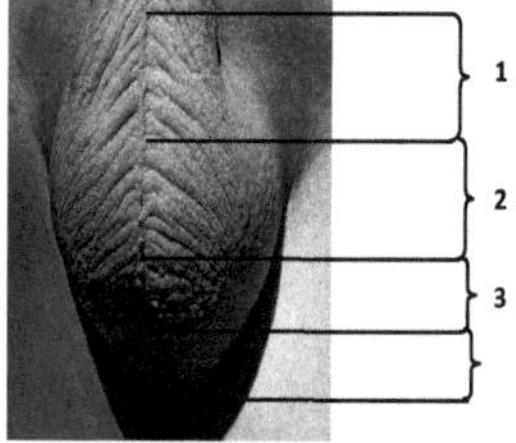

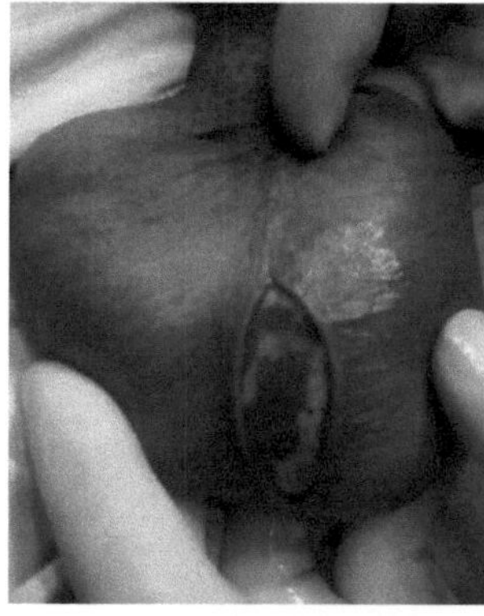

Figura 5. Raphe scroti - linha média do escroto - linha de Wessling: 1 anterior, 2 no assoalho escrotal, 3 posterior, 4 partes perineais

Figura 6. Incisão da pele escrotal ao longo da linha posterior de Wesling

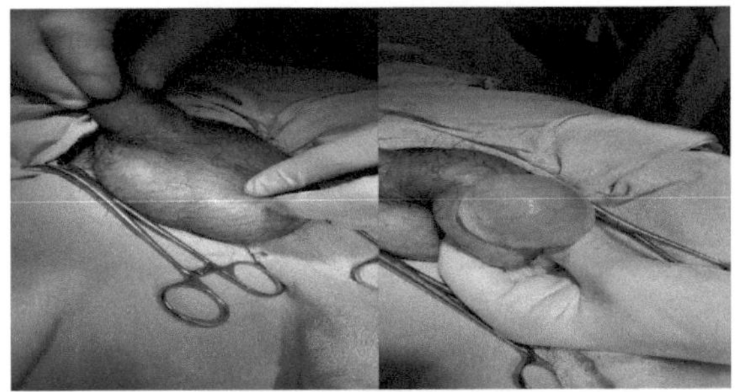

Fig. 7. 1Porco 7.2

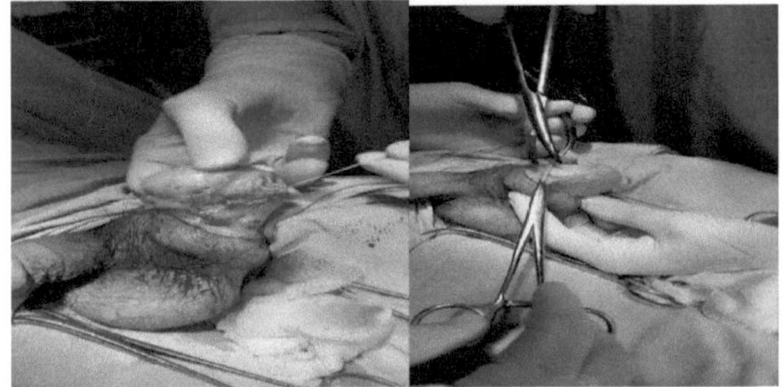

Figura 7.3Fase 7.4

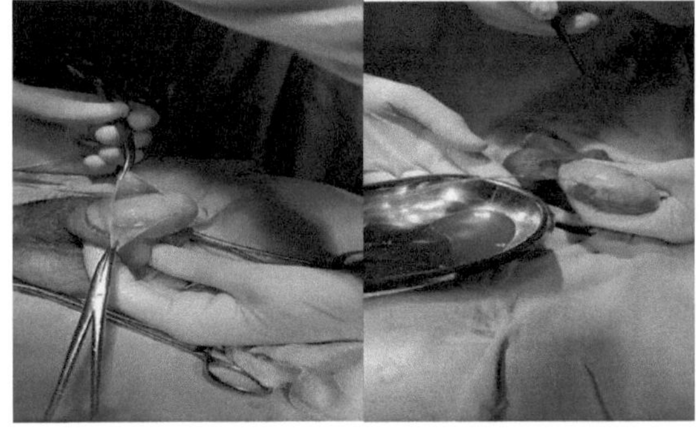

Figura 7.5Figura 7.6

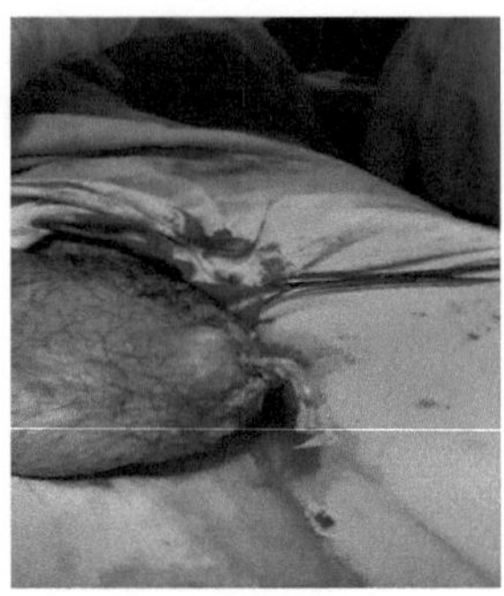

Fig. 7.7

Fig.7 (7.1-7.7). Paciente O. 30 anos de idade. Escrototomia ao longo da linha de Wesling nas várias neoplasias quísticas dos órgãos escrotais (descrição no texto).

De acordo com o exame objetivo e a ultrassonografia, 13 doentes tinham quistos dos apêndices de ambos os testículos, 4 doentes tinham um quisto do cordão espermático e um quisto do apêndice do testículo oposto, 5 doentes foram operados a uma hidrocele de um lado e a um quisto do apêndice do outro lado. Em 8 doentes com cancro da próstata T N M_{400} foi realizada uma pulpectomia bilateral com tratamento subsequente com antiandrogénios. 20 doentes serviram de grupo de controlo, nos quais as operações foram realizadas da forma tradicional (incisão) no lado da doença através de incisões escrotais laterais. (Fig. 4. 1,2,3,...). Doente N., 22 anos de idade. Foi admitido com queixas de dor em ambas as metades do escroto, aumento de volume na metade esquerda do escroto; Com base nos dados clínicos e instrumentais, foi feito o diagnóstico: Com base nos dados clínicos e instrumentais, foi feito o diagnóstico: "hidrocele da bainha testicular esquerda, quisto do apêndice testicular direito"; foi efectuada escrototomia ao longo da linha de Wessling, operação de Winkelman simultânea à esquerda e remoção do quisto do apêndice à direita. (Fig. 8. 1,2,3,4,5,6)

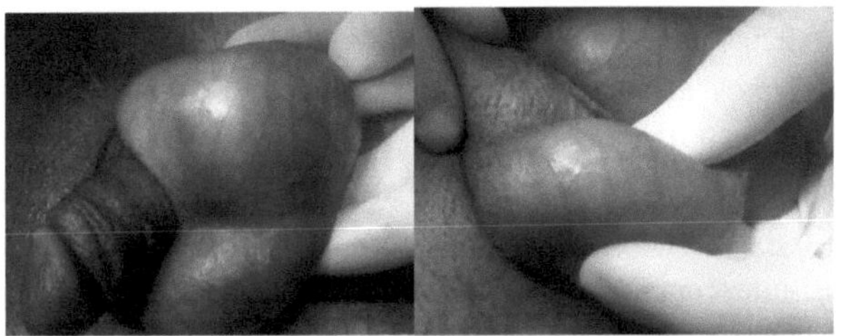

Fig.8.1 Fig.8.2.

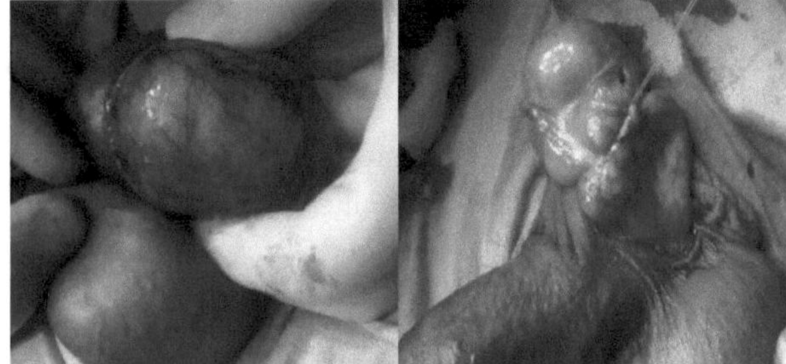

Figura 8. 3Figura 8.3

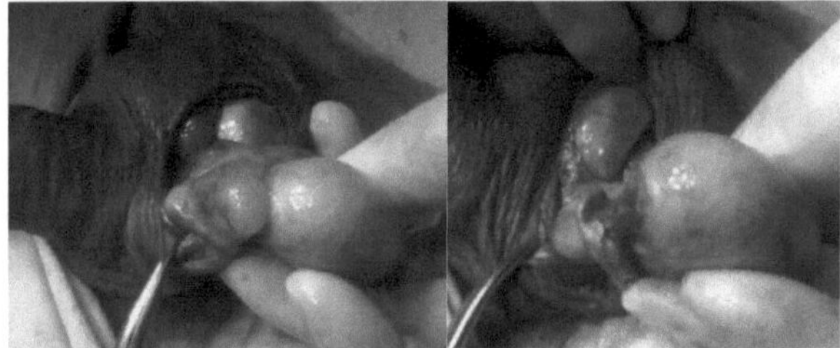

Figura 8.5.Figura 8.6.

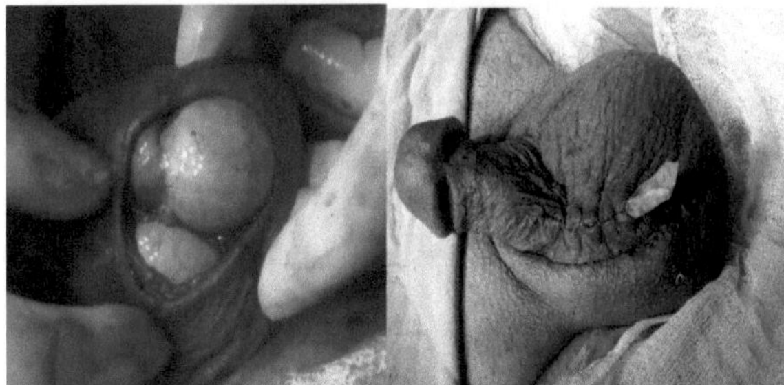

Fig. 8.7.Fig. 8.8

Fig.8 (8.1-8.8). Paciente N. 22 anos de idade. Escrototomia ao longo da linha de Wessling para várias neoplasias quísticas dos órgãos escrotais (descrição no texto).

A utilização do acesso de Wessling permite a eliminação simultânea de todos os problemas existentes através de um único acesso aos órgãos escrotais. É de salientar que, independentemente do método de sutura da pele escrotal num único acesso cirúrgico ao longo da linha de Wessling, a cicatriz pós-operatória formada tinha o aspeto de uma sutura escrotal. Na reavaliação dos doentes 1 e 3 meses após a intervenção cirúrgica efectuada, observou-se um bom efeito cosmético e, em nenhum dos casos, houve recorrência de patologias de qualquer metade do escroto. Assim, pode notar-se que o tratamento cirúrgico através do acesso Wesling permite operações múltiplas simultâneas em ambas as metades do escroto e é o acesso mais ideal para a patologia combinada dos órgãos escrotais (quisto do apêndice testicular, hidrocele, pulpectomia bilateral, etc.). Além disso, ao suturar a pele escrotal, este acesso deixa uma cicatriz operatória semelhante a uma rafe escrotal. A intervenção cirúrgica simultânea através de um único acesso cirúrgico ao longo da linha de Wessling permite a realização de várias operações em simultâneo em ambos os lados do escroto e é o acesso mais adequado para a patologia combinada dos órgãos escrotais (varicocele bilateral, quisto do apêndice testicular, hidrocele, lipoma do escroto, cordão espermático, etc.). Este acesso é especialmente conveniente para a realização de orquiectomia bilateral ou pulpectomia em estádios avançados de cancro da próstata ou de tumores testiculares. Além disso, ao suturar a pele escrotal, este acesso deixa uma cicatriz pós-operatória quase impercetível, semelhante à linha de Wessling. Como é sabido, as doenças frequentes dos órgãos genitais externos nos homens são malformações (separação da linha média dos sacos, subdesenvolvimento, a- e hipoplasia testicular, ectopia testicular, criptorquidia) (Kogan M.I.,2021), torção testicular (Kalinina S.N.,et al.,2019), lesões (Nazarov T.H.,et al., 2020), doenças inflamatórias (Voronik G.M., 2008; Bashembiev H.M., et al., 2010; Prokhorov A.V., 2015, 2016) (epididimite, orquite, tuberculose do apêndice e testículo, orquite por brucelose), hidrocele testicular, hematocele, funiculocele, espermatocele, varicocele (Kapto A.A., 2016; Broz M.P. etal., 2013; Iacona F. etal., 2014; Rogue M. etal., 2018), tumores do testículo e do seu apêndice. Existe um problema especial em relação a ambos os testículos aparentemente saudáveis (pulpectomia bilateral para cancro da próstata) (Keshishev N.G., et al. 2010). Nas operações nos órgãos escrotais para diferentes doenças, se forem unilaterais, as incisões na pele escrotal são geralmente feitas no lado correspondente da doença ou lesão (Nazarov T.H., et al., 2020; Kogan M.I., et al., 2021; Rogue M. et al., 2018), B Ao mesmo tempo, surgem dificuldades e complexidades nos casos de processos bilaterais que requerem intervenção cirúrgica em ambas as metades do escroto. As intervenções cirúrgicas bilaterais em ambos os testículos (orquectomia, pulpectomia) para o cancro da próstata também são problemáticas. Muitos ainda fazem incisões em ambos os lados do escroto, o que é traumático de uma forma ou de outra. Nas operações para as doenças acima mencionadas, se forem unilaterais, as incisões na pele do escroto são normalmente efectuadas no lado correspondente da doença ou lesão. Ao mesmo tempo, surgem dificuldades e dificuldades nos casos de processos bilaterais que requerem intervenção cirúrgica em ambas as metades do escroto. As intervenções cirúrgicas bilaterais em ambos os testículos (orquectomia, pulpectomia) no cancro da próstata também constituem um problema. Muitas pessoas ainda fazem incisões em ambos os lados do escroto, o que é traumático de uma forma ou de outra, e nesta questão, devemos ter em mente a presença da sutura da linha média do escroto (linha de Wesling), que é na verdade uma extensão da linha branca do abdómen para o escroto (Leshenko I.G. et al., 2011; Allazov S.A. et al., 2015, 2019). A incisão ao longo desta linha é considerada razoável para aceder a ambas as metades do escroto e aos seus órgãos, a chamada cirurgia simultânea para várias doenças (Allazov S.A. et al., 2018). Muitas vezes, na prática clínica, há casos de patologias combinadas dos órgãos de ambas as metades do escroto e, portanto, há indicações para a realização de operações simultâneas. As operações simultâneas são realizadas em diferentes órgãos através de um único acesso. Ao contrário das operações em vários órgãos, as intervenções em diferentes órgãos são efectuadas simultaneamente através de acessos diferentes. Para efetuar operações simultâneas nos órgãos de ambas as metades do escroto, o mais conveniente é a incisão ao longo da linha média do escroto (rafe escrotal), que é designada pelo nome do cientista que a descreveu pela primeira vez - linha de Wesling O estudo das possibilidades de tratamento cirúrgico de doenças dos órgãos de uma ou ambas as metades do escroto através do acesso transmoshonojejunal ao longo da linha de Wesling é uma tarefa urgente na urologia e andrologia práticas. Uma incisão Wesling na linha média (raphe scroti) é considerada adequada para aceder a ambas as metades do escroto e aos seus órgãos, a chamada operação simultânea para várias doenças (Allazov S.A. et al., 2020, 2021). De 2021 a 2024, foram observados 70 pacientes. Entre eles, foram operados 20 pacientes com patologia unilateral, 30 pacientes com patologia combinada de ambas as metades do escroto e 18 pacientes com cancro da próstata T4N0M0. O tratamento cirúrgico foi efectuado através de um único acesso transmesoscrotal ao longo da linha de Wesling. Convencionalmente dividimos a linha de Wesling em 4 partes: anterior, no fundo do escroto, posterior e perineal. Ao contrário de todos os outros autores, decidimos fazer a incisão ao longo da linha de Wesling na parte posterior, o que não afecta de todo a acessibilidade dos órgãos escrotais, mas ao mesmo tempo aumenta a cosmeticidade da cicatriz pós-operatória, ou seja a sua visibilidade é completamente perdida, especialmente na posição vertical do corpo De acordo com os dados do exame objetivo e do exame ultrassonográfico, dos 70 doentes com potologia unilateral, 13 doentes tinham quistos do cordão espermático, 21 tinham quistos testiculares, 15 tinham epididimite, 4 tinham orquite e 6 tinham orcoepididimite. Dos 30 doentes, 13 tinham quistos dos apêndices de ambos os testículos, 12 tinham um quisto do cordão espermático e um quisto do apêndice do testículo oposto, 8 foram operados a uma hidrocele de um lado e a um quisto do apêndice do testículo do outro lado. Em 10 doentes com cancro da próstata T4N0M0, foi realizada pulpectomia bilateral com posterior tratamento com antiandrogénios pelo acesso indicado. De acordo com os dados do exame objetivo e do exame ecográfico, dos 50 doentes com potologia unilateral, 20 doentes tinham quistos do canal seminal, 23 doentes tinham quistos testiculares, 17 doentes tinham epididimite, 8 doentes tinham orquite, 6 doentes tinham orcoepididimite. Dos 30 doentes, 16 tinham quistos dos apêndices de ambos os testículos, 12 tinham quistos do canal seminal e quisto do apêndice do testículo oposto, 8 foram operados a hidrocele de um lado e quisto do apêndice do testículo do outro lado. Em 10 doentes com cancro da próstata T4N0M0, foi efectuada uma pulpectomia bilateral com tratamento subsequente através do acesso indicado com antiandrogénios. Este acesso é particularmente adequado para orquiectomia bilateral ou pulpectomia em cancro da próstata avançado ou tumores testiculares. Além disso, ao suturar a pele escrotal, este acesso deixa uma cicatriz pós-operatória quase impercetível, semelhante à linha de Wessling. Além disso, ao suturar a pele escrotal, este acesso deixa uma cicatriz pós-operatória quase impercetível semelhante à linha de Wessling. A utilização do acesso Wesling permite a eliminação simultânea de todos os problemas existentes através de um acesso na linha média aos órgãos escrotais. É de salientar que a cicatriz pós-operatória formada no acesso pela linha de Wessling se assemelhava a uma sutura escrotal. No reexame dos doentes um e três meses após a intervenção cirúrgica, verificou-se um bom efeito cosmético e em nenhum dos casos houve recorrência de patologias de qualquer uma das metades escrotais. O tratamento cirúrgico através de um acesso cirúrgico ao longo da linha de Wessling permite várias operações simultâneas em ambas as metades do escroto e é o acesso mais adequado em caso de patologia combinada dos órgãos escrotais (quisto do apêndice testicular, hidrocele, pulpectomia bilateral, etc.). Além disso, ao suturar a pele escrotal, este acesso deixa uma cicatriz operatória semelhante a uma rafe escrotal. Foi efectuada uma escrototomia ao longo da linha de Wesling, a operação de Winkelman à esquerda e a remoção do quisto do apêndice à direita foram realizadas simultaneamente. Atualmente, o principal método de tratamento do cancro da próstata é a terapia com medicamentos antiandrogénicos. Devido ao alto custo dos medicamentos e às contra-indicações somáticas, a castração cirúrgica também é amplamente utilizada na prática clínica (Allazov S.A. et al., 2020; Allazov I.S. et al., 2021). A remoção de ambos os testículos na sua totalidade pode provocar stress em alguns pacientes, o que torna necessário desenvolver os aspectos médico-legais deste problema. A orquiectomia ajuda a controlar a evolução da doença e a reduzir os sintomas em cerca de 90% dos casos. A escolha dos métodos de tratamento do cancro local e disseminado e a sua sequência dependem do estado geral do doente e da sensibilidade do tumor a este ou àquele tratamento.

A essência das medidas terapêuticas consiste em reduzir ao máximo a concentração de testosterona endógena - o chamado bloqueio androgénico. A orquidectomia é um método eficaz para reduzir o principal androgénio biologicamente ativo no sangue - a testosterona, mas não tem qualquer efeito na produção de androgénios supra-renais. A castração cirúrgica continua a ser considerada o "padrão de ouro" da terapêutica anti-androgénica. A remoção dos testículos, que são a principal fonte de androgénios, resulta numa diminuição significativa dos níveis de testosterona e provoca um estado hipogonadal, embora permaneçam níveis insignificantes de testosterona (nível de castração). A orquiectomia bilateral é um procedimento cirúrgico de fácil execução, efectuado sob anestesia local e praticamente sem complicações. É uma forma rápida (menos de 12 horas) de atingir níveis de testosterona de castração, sendo o nível de castração padrão considerado <20 ng/dl. A principal desvantagem do método é o efeito psicológico negativo. A maioria dos investigadores confirma que a resposta do organismo e da próstata pode ser determinada pelos métodos disponíveis: pela diminuição objetiva do tumor, pela redução dos níveis de PSA circulante ou simplesmente pela melhoria dos indicadores de qualidade de vida, como a dor, o apetite, o aumento da capacidade de trabalho. Ao contrário de todos os outros autores, decidimos fazer a incisão de Wesling para o cancro da próstata em 18 doentes na superfície posterior do escroto. Em doentes com cancro da próstata T N M_{400} foi realizada pulpectomia bilateral com tratamento subsequente com antiandrogénios utilizando este acesso. Este acesso é particularmente adequado para a realização de orquiectomia bilateral ou pulpectomia em estádios avançados de cancro da próstata ou para tumores dos próprios testículos. Além disso, ao suturar a pele do escroto, este acesso deixa uma cicatriz pós-operatória quase invisível, semelhante a uma linha de Wesling. A escrototomia unilateral ou a intervenção cirúrgica bilateral simultânea através de um único acesso ao longo da linha de Wessling permite efetuar várias operações em simultâneo nas duas metades do escroto e é o acesso mais adequado para a patologia combinada dos órgãos escrotais (varicocele bilateral, quisto do apêndice testicular, hidrocele, lipoma do escroto, cordão espermático, etc.). Este acesso é particularmente adequado para a realização de orquiectomia bilateral ou pulpectomia em caso de cancro da próstata avançado ou de tumores testiculares. Além disso, aquando da sutura da pele escrotal, este acesso deixa uma cicatriz pós-operatória quase impercetível, que faz lembrar a linha de Wessling

CONCLUSÃO

A escrototomia unilateral ou a cirurgia bilateral simultânea através de um único acesso Wesling permite a realização simultânea de várias operações em ambas as metades do escroto e é o acesso mais adequado para a patologia escrotal combinada. Este acesso é particularmente conveniente para a realização de orquiectomia bilateral ou pulpectomia em fases avançadas de cancro da próstata ou tumores testiculares. Além disso, ao suturar a pele escrotal, este acesso deixa uma cicatriz pós-operatória quase impercetível, semelhante à linha de Wessling. A intervenção cirúrgica simultânea por sutura de Wesling em várias condições patológicas dos órgãos escrotais contribui para a redução da duração do tempo de operação, encurtando o tempo de permanência dos doentes no hospital, e para uma rápida cicatrização após a ferida cirúrgica. A escrototomia unilateral ou a cirurgia bilateral simultânea através de um único acesso de Wessling permite a realização de várias operações em simultâneo nas duas metades do escroto e é o acesso mais adequado para a patologia escrotal combinada. Este acesso é particularmente adequado para a realização de orquiectomia bilateral ou pulpectomia no cancro da próstata avançado ou em tumores testiculares. Além disso, ao suturar a pele escrotal, este acesso deixa uma cicatriz pós-operatória praticamente invisível, semelhante à linha de Wessling.

1. A intervenção cirúrgica com a sutura de Wessling para várias condições patológicas dos órgãos escrotais contribui para a redução da duração do tempo de operação, encurtando o tempo de permanência dos pacientes no hospital, cicatrização rápida após a ferida cirúrgica.
2. Através de uma incisão de Wessling na face posterior do escroto, consegue-se uma cosmetização completa.
3. Um exame aprofundado de doentes com doenças dos órgãos escrotais torna claro que não são suficientemente diferenciados.
4. O diagnóstico diferencial exato com recurso à orquidotermometria, à USG e à escrotoscopia contribui para os cuidados cirúrgicos patogénicos urgentes e para evitar orquiectomias desnecessárias.

5. Nos doentes com castração foram operados dois acessos, em ambos os casos metade da pele escrotal forma cicatrizes pós-operatórias rugosas com um defeito cosmético significativo, observa-se uma redução do volume escrotal com o desenvolvimento de insatisfação psicológica do doente.
6. Na pulpectomia com acesso Wesling, independentemente do método de

sutura da pele escrotal, forma-se uma cicatriz pós-operatória ao longo da sutura medial natural com um bom efeito cosmético e preservação das dimensões escrotais.

7. As vantagens da pulpectomia da linha de Wessling numa única fase são menores do que a orquiectomia bilateral por traumatismo, a duração mais curta da cirurgia é melhor em termos de eficiência cosmética e melhor efeito psicológico com um curto período de reabilitação dos doentes.

RECOMENDAÇÕES PRÁTICAS

1. O significado clínico da linha de Wesling, até agora considerado um conceito anatómico, permite aos urologistas praticantes realizar incisões cutâneas ao longo da linha de Wesling no tratamento cirúrgico simultâneo dos órgãos escrotais.

2. Na prática oncológica, recomenda-se a orco ou pulpectomia bilateral ao longo da linha de Wesling para o tratamento hormonal do cancro da próstata.

3. A realização da incisão ao longo da linha de Wessling cria condições para a poupança de material cirúrgico, menor traumatização e efeito cosmético.

LITERATURA

1. Allazov SA, Allazov IS Novo conceito de neoplasias quísticas dos órgãos escrotais (classificação tomográfica computorizada, tratamento simultâneo) 2023; (150):34-40.

2. Allazov I.S. Otimização do acesso cirúrgico em operações simultâneas nos órgãos escrotais. 2024.

3. Alyaev Y.G. Doenças da glândula prostática: um manual. - Moscovo: Medforum, 2009. - 268 c. 10 Glybochko P.V., Alyaev Y.G. Urologia prática. - Moscovo: GEOTAR-Media, 2012. - 432 c.

4. Bashembnev H.M., Nazarkulov E.N., Akhmetkaliev A.J. Escolha do método de tratamento para pacientes com doenças inflamatórias agudas do apêndice e do testículo. Jornal do Instituto Estatal de Formação Avançada de Médicos de Almaty. (Boletim da AGIUV) 2010; 3-4.

5. Batirov B.A., Gafarov R.R., Epidemiology of male urological pathology Uzbekistan through the prism of world statistics. Probl.biol. i med 2024 (152):310- 315

6. Belyaev A.L., Hodzhimetov T.A., Fozilov A.A. Vesicostomia em homens com disfunção neurogénica do trato urinário inferior. XII Congresso "Saúde do Homem". Coleção de teses. Kazan, 2016; 22.

7. Bratchikov OI, Hambaryan AA, Shumakova EA, Khmaruk AP, Trifonov EY Morfologia da parede da bexiga em doentes com adenoma da próstata em fase tardia // Mat. XII Congresso Russo de Urologistas, Moscovo, 18-21 de setembro de 2012, P.

8. Bunatyan A.A., Mizikov V.M. Anaesthesiology: national manual. / editado por A.A. Bunatyan, V.M. Mizikov. Moscovo: GEOTAR-Media, 2011. - 1104 c.

9. Gafarov R.R., Allazov H.S., Allazov I.S., Toshtemirov R.R. Acesso operatório ao longo da linha de Wessling em operações simultâneas nos órgãos escrotais. Mater. 72ª Conf. científica e prática de estudantes de medicina e jovens cientistas. Problemas da medicina moderna. Sam. 11-12 de maio de 2018. Probl. biol. i med. 2018; 2-1 (101): 19.

10. Glybochko P.V., Alyaev Y.G., Grigorieva N.A. Urology. Dos sintomas ao diagnóstico e tratamento: um guia ilustrado. - Moscovo: GEOTAR-Media, 2014. - 142 c.

11. Efremov. E.A. Kastrukin V., Melnik Ya.I., Simakov V,V., Yedoyan T A., Butov A. O. Resultados do uso de desempenho de acesso escrotal minimamente invasivo de varicocelectomia microcirúrgica. Andrologia 2019.,1:115- 119.

12. Efremov E.A. Melnik Y.I., Simakov V.V., Efremov E.A., Kastrikin Y.V. Método de varicocelectomia microcirúrgica minimamente invasiva por acesso escrotal. Patente da Federação Russa para invenção № 2 663 074 de 28.08.2018. Url://http://wwwl.fips.ru/wps/portal/IPS_Ru#15529833000276
13. Neoplasias malignas na Rússia em 2007 (morbilidade e mortalidade)/ editado por V. I. Chissov, V. V. Starinsky, G. V. Petrova. MOSCOU: FGU "P.A. Herzen MNIOI Rosmedtechnologii",2009.253 p.

14. Malignant neoplasms in Russia in 2011 (morbidity and mortality)/ editado por V. I. Chissov, V. V. Starinsky, G. V. Petrova. Moscovo: P.A. Herzen MNIOM, 2013.289 p.
15. Kalinina S.N., Fesenko V.N., Burlaka O.O., Moshirev M.V., Alexandrov. M.S.. Tácticas de tratamento de pacientes com torção testicular. Urológico Vedomosti. 2019; 9 (1): 6-10.
16. Kogan M.I., Makarov A.G., Sisonov V.V., Kagantsov I.M., Orlov V.M. Resultados da utilização da técnica original de fixação testicular por acesso transesclerotal na cirurgia de criptorquidia em crianças. Paediatric Urology Experimental and Clinical Urology 2021; 151-155.
17. Kapto A.A. Acesso operatório ao longo da linha de Wesling para varicocele. Andrologia e Cirurgia Genital. 2016; 4: 44-48.
18. Recomendações clínicas. Urologia / ed. por N.A. Lopatkin. Moscovo: GEOTAR-Media, 2007. 368 c.
19. Estadiamento clínico do cancro da próstata na sua biópsia primária / S.B. Petrov, S.A. Rakul, A.V. Zhivov, R.A. Eloev, A.Y. Plekhanov, P.V. Kharchenko // Oncourology.2010. VOL.2. P.45-48.
20. Leshchenko I.G., Yakovlev O.G., Lazarev I.Yu., Shatokhina I.V. Operações simultâneas planeadas em doentes urológicos de idade avançada e senil, Urology. 2011; 4: 42-45.
21. Lysov N.A., Leshchenko I.G., Supilnikov A.A. Manual de cirurgia abdominal. - Samara: LLC "AZIMUT", 2016. - 436 c.
21. Nazarov T.H., Rychkov I.V., Trubnikova K.E., Lepekhina A.S., Khaknazarov H.U.. Operação de preservação de órgãos em esmagamento testicular maciço. Andrologia e cirurgia genital. 2020; 5: 52-58.
22. Marchenkov V.E. Observações clínicas próprias / O.G. Yakovlev, I.G. Leshchenko, V.V. Slivkin // Operações urológicas C-multane em veteranos de guerra. - Samara: LLC "AZIMUT", 2012. - C. 125-126.
23. Matveev B.P.// Oncourologia Clínica - 2011.

24. Muslimov Sh.T. Avaliação comparativa da varicocelectomia laparoscópica e

microcirúrgica: Cand.kand.med.nauk. Moscovo, 2013, 20 p.
25. Perepanova T.S., Komarova V.A. Peculiaridades das perturbações funcionais na hiperplasia pré-maligna da próstata (análise farmacoeconómica)// Farmacoterapia eficaz em urologia.2007. No 2. C.12-22.
26. Pushkar D.Y. Radical prostatectomy (Prostatectomia radical). Moscovo: MEDpress-Inform, 2004.

27. Manual de doenças cirúrgicas do idoso / I.G. Leshchenko, R.A. Galkin. - 2ª ed., revisão e aditamento. - Samara: LLC "Ofort", 2016. - 494 c.

28. Urologia, guia nacional / ed. por Acad. RAMS N.A.Lopatkin. - Moscovo: GEOTAR-Media, 2009. - 1024 c.

29. Prokhorov. A.V. Abscesso do escroto. Revista Médica Perm 2016: 33 (3):102-109.
29. Urologia: manual nacional. / ed. por N.A. Lopatkin. Moscovo: GEOTAR-Media, 2009. 1024 c.

30. Chechenin M. G., Robustov V. V. Electroresecção transuretral urgente para retenção urinária aguda em doentes com adenoma e cancro da próstata // Conferência Científica de Urologistas, Uzbequistão.1981. C.69-70
31. Yakovlev O.G., Leshchenko I.G., Slivkin V.V. Operações urológicas simultâneas em veteranos de guerra. - Sara Mara: LLC "AZIMUT", 2012 . - 163 c.
32. Yakovlev O.G., Leshchenko I.G., Slivkin V.V. Operações urológicas simultâneas em veteranos de guerra. Samara: AZIMUT, 2012.
33. Braz M.P., Martins F., Castagnaro A. et al. Ressecção Trans-Escrotal "En Bloc" de Varicocele: Uma Nova Abordagem que Previne a Hidrocele Pós-Operatória. Congresso de outono de Urologia Pediátrica, 2013. Las Vegas, Nevada, Disponível em: http fallcongress.spuonline.orgabstract 2013; 39.
34. Bozhedomov V.A., Lipatova N.A., Alexeev R.A. et al. O papel dos anticorpos antiespermatozóides na avaliação da infertilidade masculina após varicocelectomia microcirúrgica. Andrology. 2014;2:847-855.
35. Bozhedomov V., Alexandrova M., Sukhikh G. et al. O papel dos anticorpos antiespermatozóides na avaliação da infertilidade masculina após varicocelectomia microcirúrgica. Andrology. 2014;2(6):847-855.
36. Baazeem A., Boman J.M., Libman et al. Varicocelectomia microcirúrgica para homens inférteis com oligospermia: Differential effect of bilateral and unilateral varicocele on pregnancy outcomes. BJU International, 2009;104(4): 524-528.

37. Baazeem A., Belzile E., Ciampi A. et al. Varicocele and male fator infertility treatment: a new meta-analysis and review of the role of varicocele repair. Eur Urol. 2011;60(4):796-808.
38. Barratt C.L.R., Bjurndahl L., De Jonge C.J. et al. The diagnosis of male infertility: an analysis of the evidence to support the development of global WHO guidance- challenges and future research opportunities. Hum Reprod Update. 2017;23(6):660- 680.
39. Borruto FA, Impellizzeri P, Antonuccio P. Laparoscopic vs. open varicocelectomy in children and adolescents: review of the recent literature and meta-analysis. Journal of Pediatric Surgery. 2010; 45(12): 2464-9.
40. Barone JG, Johnson K, Sterling M, Ankem MK. Laparoendoscopic single-site varicocele repair in adolescents - initial experience at a single institution. Journal of Endourology. 2011; 25: 1605-8.
41. Cayan S, Shavkat S, Kadioglu A. Treatment of palpable varicocele in Infertile men: a meta-analysis to define the best technique .JAndrol 2009;30(1):33-40. Doi:10.2164\jandrol.108.005967
42. Cayan S, Şahin S, Akbay E. Taxas de Paternidade e Tempo para a Conceção em Adolescentes com Varicocele Submetidos a Reparação Microcirúrgica de Varicocele vs Apenas Observação: Uma Experiência de Instituição Única com 408 Pacientes. J Urol. 2017;198(1):195-201.
43. Coban S, Keles I, Biyik I, Guzelsoy M, Turkoglu AR, OcakN. A correção do varicocele leva à normalização dos níveis médios de volume plaquetário elevados no pré-operatório? Jornal da Associação Canadiana de Urologia. 2015; 9: 5-9.
44. Comhaire F. Andrologia clínica: da evidência à ética. O quinteto "E" em andrologia clínica. Hum Reprod. 2000;15(10):2067–2071.
45. Cantoro U., Catanzariti F., Lacetera V. et al. Variação percentual da FSH

uma nova variável para prever o resultado seminal após varicocelectomia. Andrologia. 2015;47:412-416.
46. Demir Ö, Temizkan AK. Rutura espontânea de varicocele devido à defecação por esforço. Dokuz Eylül Üniversitesi Tıp Fakültesi Derg. 2010;24: 33-6.
47. Deniz Bolat, Bulent Gunlusoy, MD, , Serkan Yarimoglu, MD, et al. Trombose isolada da veia espermática direita com mutação subjacente do fator V Leiden. Can Urol Assoc J 2016; 10(9-10): E324-E327.
48. Dada R., Venkatesh S., Kumar K.et al. Re: A diminuição da fragmentação do DNA do espermatozoide após a varicocelectomia cirúrgica está associada ao aumento da taxa de gravidez: M. Smit,

J.C. Romijn, M.W. Wildhagen, J.L. Veldhoven, RF. Weber e G.R. Dohle. J Urol. 2010;183:270-274. J Urol. 2010; 184: 1577 (resposta do autor 1578).
49. Ding H., Tian J., Du W. et al. Varicocelectomia aberta não microcirúrgica, laparoscópica ou microcirúrgica aberta para infertilidade masculina: uma meta-análise de ensaios clínicos aleatórios. BJU Int. 2012;110(10):1536-1542.
50. Dohle GR, Diemer T, Givercman A. Male infertility. Diretrizes da Associação Europeia de Urologia. 2011; 32-4.
51. Eid R, Radad K, Al-Shraim M. Ultrastructural changes of smooth muscles in varicocele veins. Patologia ultra-estrutural. 2012; 36(4): 201-6.
52. Elzanaty S. Varicocele repair in non-obstructive azoospermic men: diagnostic value of testicular biopsy - a meta-analysis. Scandinavian Journal of Urology. 2014; 48(6): 494-8.
53. El Hennawy HM, Abuzour ME, Bedair ESM. Tratamento cirúrgico de uma varicocele extratesticular espontaneamente trombosada apresentada com edema inguinal irredutível: relato de um caso. Eur. J Surg Sci. 2010;1(3):99-101.
54. Goren M.R., Erbay G., Ozer C. et al. Can We Predict the Outcome of Varicocelectomy Based on the Duration of Venous Reflux? Urology. 2016;88:81-86.
55. Garg H, Kumar R. An update on the role of medical treatment including antioxidant therapy in varicocele. Jornal Asiático de Andrologia. 2016; 18, 222-228.
56. Gosalvez J., Lopez-Fernandez C., Fernandez J.L.. Teste de dispersão da cromatina do esperma: aspectos técnicos e aplicações clínicas. Aplicações biológicas e clínicas em infertilidade masculina e reprodução assistida. 2011. Springer: 151-170.
57. Iacono F., Ruffo A., Prezioso D. et al. Tratamento de varicocele bilateral e outras comorbidades escrotais usando um único acesso escrotal: nossa experiência em 34 pacientes. Biomedes Int. 2014: 403603. DOI: 10.1155/2014/403603.
58. Johnson D., Harnisch B., Zganjar A. et al. Mp74-13 Predictors of success after microscopic subinguinal varicocelectomy. J Urol. 2015;193(4):e944.
59. Jensen C.F.S., Sstergren P., Dupree J.M. et al. Varicocele and male infertility. Nat Rev Urol. 2017; 14(9): 523-533.
60. Roque M. Esteves SC. Efeito da reparação da varicocele na fragmentação do DNA espermático: uma revisão. Int Urol Nephrol 2018; 5(4): 583 603. Doi:10.1007/s11255-018-1839-4.
61. Zampieri N., Zampieri G., Antonello L., Camoglio F.S. Varicocelectomia transescrotal em adolescentes: Resultados clínicos e cirúrgicos. J Pediatr Surg

2014;49:583-5.
62. Çoban S, Keleş I, Biyik I, Güzelsoy M, Türkoğlu AR, Özgünay T et al. Existe alguma relação entre o volume médio de plaquetas e a varicocele? Andrologia. 2015; 47: 37- 41.

63. Chen Q, Zhong L, Wu S, Sun Y, Ju G, Sun J. Varicocelectomia laparoscópica com incisão única em crianças. Laparoscopic Urology. 2015; 12(6): 2400-3.
64. Vozianov S.O., Ishmuradov B.T.Androgen deprivation theeapy for prostate canser. Publicação LAD LAMBERT Academik. 2023.

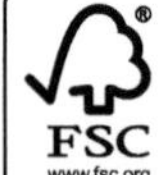

MIX
Papier aus verantwortungsvollen Quellen
Paper from responsible sources
FSC® C105338

Printed by Books on Demand GmbH, Norderstedt / Germany